VĀTSYĀYANA · DAS KĀMASŪTRA

Universal Bibliothek

PHILOSOPHIE
GESCHICHTE · KULTURGESCHICHTE

Mallanāga Vātsyāyana

DAS KĀMASŪTRA

übersetzt von Klaus Mylius

1989

Verlag Philipp Reclam jun. Leipzig

Aus dem Sanskrit
Übersetzung, Einleitung, Anmerkungen und Glossar von
Klaus Mylius

ISBN 3-379-00174-0

Reclams Universal-Bibliothek Band 1165
2. Auflage
Reihengestaltung: Lothar Reher
Lizenz Nr. 363. 340/17/89 · LSV 0706 · Vbg. 11,9
Printed in the German Democratic Republic
Grafischer Großbetrieb Völkerfreundschaft Dresden
Gesetzt aus Garamond-Antiqua
Bestellnummer: 661 309 9
00350

Einleitung

DAS KĀMASŪTRA UND SEINE LEHREN

I. Die Stellung des Kāmasūtra innerhalb der indischen Literatur

In der indischen Literatur ist über die Liebe schon in der ältesten Hymnensammlung, dem Ṛgveda (2. Jt. v. u. Z.), zu lesen. In Ṛgveda X, 129, 4 galt Kāma, die Liebe, als erster Same des Geistes. Die Liebe ist Thema der Hymnen I, 179; X, 10; X, 95 und anderer (vgl. Älteste indische Dichtung und Prosa, RUB Band 729). Im Atharvaveda finden sich oft recht drastische Liebeszauber. In späteren Epen und Gesetzbüchern wird der Segen reicher Nachkommenschaft gepriesen.

Bereits in der mittel- und jungvedischen Literatur (i. w. im 9. bis 4. Jh. v. u. Z.) werden vorwiegend im Zusammenhang mit dem damals verbreiteten Opferritual wissenschaftliche Fragestellungen aufgeworfen. Sie bezogen sich u. a. auf Astronomie, Geometrie, Phonetik, Metrik, Grammatik und Anatomie. In nachvedischer Zeit entwickelten sich dann die eigentlichen Lehrbücher (Śāstra) für zahlreiche Einzeldisziplinen wie Politik, Medizin, Moral, Ackerbau, Architektur, Edelsteinkunde und eben nicht zuletzt Erotik. Diese wissenschaftliche Literatur ist für den Historiker ein Spiegelbild der Entwicklungsphasen, die die altindische Gesellschaft durchlaufen hat. Leider galt sie der einheimischen Tradition lange Zeit gegenüber der älteren ritualistischen Literatur als von sekundärem Rang; sie ist daher minder gut überliefert worden, und vieles dürfte für immer verlorengegangen sein. Für die Geschichte der Erotik ist daher die Tatsache um so bedeutsamer, daß uns ein solches grundlegendes Werk wie das Kāmasūtra erhalten geblieben ist.

Das Leben des Menschen dient nach der in Altindien dominierenden Morallehre einem dreifachen Ziel (Trivarga), nämlich dem Streben nach dem Guten (Dharma), dem Nützlichen (Artha) und dem Angenehmen (Kāma). Die Hauptwerke, die sich mit den Wegen zur Erreichung dieser drei Ziele befassen, sind das Mānava-Dharmaśāstra, das Kauṭilīya Arthaśāstra und das Kāmasūtra. Zwischen den beiden letztgenannten Werken bestehen besonders enge Beziehungen, bei denen das Arthaśāstra jeweils als Vorbild gedient hat: beide Werke weisen eine Einleitung mit einer Inhaltsübersicht sowie ein Schlußkapitel mit Geheimlehren auf, folgen der gleichen Lehrmethode und bieten verschiedentlich (Arthaśāstra I, 6 und Kāmasūtra I, 2; Arthaśāstra IX, 7 und Kāmasūtra VI, 6) eine wörtliche Übereinstimmung.

Die Theorie der Liebeskunst soll altindischen Überlieferungen zufolge zuerst von den Göttern Brahman bzw. Prajāpati verkündet worden sein. Fragt man nach dem rationalen Kern dieser Mitteilung, läßt sich vermuten, daß es entsprechende Lehrbücher sehr wahrscheinlich schon in vedischer Zeit gegeben hat. So beruft sich der Autor unseres Werkes, Vātsyāyana, auf mehrere Autoritäten, von denen Cārāyaṇa und Ghoṭakamukha (dieser als Ghoṭamukha) im Kauṭilīya Arthaśāstra erwähnt werden. Offenbar ist eine umfangreiche Abhandlung über erotische Fragen in spätvedischer Zeit von Śvetaketu Auddālaki verfaßt worden. Auszüge aus dieser hat dann später Bābhravya Pāñcāla, den Vātsyāyana ausdrücklich erwähnt (I, 1, 10), in sieben Hauptteilen niedergelegt. Diese wurden in der Folgezeit bearbeitet, so daß das eigentliche Śāstra fast verlorenging. So hat schließlich Vātsyāyana, anknüpfend an die Grundgedanken des alten Werkes, eine neue Zusammenfassung desselben gegeben.

Vātsyāyana ist der Sippenname unseres Autors. Sein persönlicher Name, Mallanāga, ist demgegenüber wenig gebräuchlich. Es steht außer Frage, daß Vātsyāyana – freilich auf den Leistungen seiner Vorgänger fußend – das Kāmasūtra als selbständiger und alleiniger Autor geschaffen hat. Mehr als diese Autorschaft läßt sich über ihn nicht berichten.

Dem Kāmasūtra folgen zahlreiche ähnliche bzw. weiter spezialisierte Werke. Von ihnen hat das Ratirahasya (Geheimnis der Liebe) des Kokkoka (wohl 12. Jh.), ein Werk der Kunstdichtung, große Berühmtheit erlangt. Alle andere hierher gehörende Literatur vermag einem wie auch immer gearteten Vergleich mit dem Kāmasūtra nicht standzuhalten.

Als Werk seines Genres und seiner Zeitstellung behauptet das Kāmasūtra den Rang der Einmaligkeit. Ein Vergleich mit dem chinesischen Kin P'ing Me ist nicht nur unzutreffend,

weil zwischen beiden Werken eine Zeitspanne von mindestens einem Jahrtausend liegt. Wesentlich ist vielmehr der Umstand, daß das Kāmasūtra ein Lehrbuch ist, das die Liebeskunst als Teil der Lebenskunst betrachtet, während das Kin P'ing Me als Sittenroman vor den Folgen ausschweifenden Wandels warnt, also eine ganz andere Zielstellung verfolgt. Will man unbedingt nach außerindischen Parallelen suchen, so wäre ein Vergleich mit der Ars amatoria noch am ehesten angebracht, wenngleich das Kāmasūtra inhaltlich reicher, im Aufbau systematischer und in der Diktion ernsthafter und sachlicher als jenes Gedicht des Ovid ist.
Erotik und Sexualität nahmen im alten Indien weder in positiver noch in negativer Hinsicht eine Sonderstellung ein. Sie galten als immanenter Bestandteil des menschlichen Daseins.
Der weithin ausgeprägte Sinn für Erotik und körperliche Schönheit führte zur Schöpfung bedeutender Werke der bildenden Kunst und sogar zur Herausbildung bzw. Ausprägung mystisch-religiöser Kulte. So gehen sowohl die weltberühmten Skulpturen von Khajuraho, Bhubaneshwar und Konarak wie auch die Mystik des Tantrismus (1. Jt.) auf die Vorstellungswelt des Kāmasūtra zurück. In der erwähnten Trivarga-Lehre des Hinduismus steht die Liebe an Bedeutung hinter religiöser Tugendhaftigkeit und irdischem Besitzstreben nicht zurück. Dabei ist Kāma zunächst allgemein der lustbetonte Bezug der fünf Sinne auf ihre entsprechenden Objekte, im weiteren Rahmen jeder Sinnesgenuß und sodann dieser par excellence: der Liebesgenuß.
Das Kāmasūtra vertritt mit Entschiedenheit die im klerikalscholastisch geprägten europäischen Mittelalter bekämpfte bzw. totgeschwiegene und dem Okzident erst im 20. Jh. wieder aufgegangene Lehre, daß sexuelle Befriedigung für das Wohlbefinden des Körpers von ebensolcher Wichtigkeit ist wie die Nahrungsaufnahme (I, 2, 37). Es ist nicht uninteressant, daß idealistische Gegner dieser Anschauung, wie der Vedānta-Theologe Madhusūdana Sarasvatī im Prasthānabheda, die Kāma-Lehre in mechanisch-materialistischer Interpretation zum Āyurveda (Medizin) gerechnet haben. Die vorliegende Übersetzung wird zur Genüge zeigen, daß Vātsyāyana weit davon entfernt war, Liebe auf bloß Physisches zu reduzieren.

So wie es Richtlinien für das erfolgreiche Streben nach Artha und Dharma gab, wollte auch Vātsyāyana sein Buch als praktischen Leitfaden aufgefaßt wissen. Denn Kāma muß regelrecht als Disziplin erlernt werden, will man ein Optimum an Genuß erlangen. Daher beschreibt der Autor systematisch und sorgfältig die Arten der geschlechtlichen Stimulierung und Befriedigung sowie die sich hierzu empfehlenden Kohabitationspositionen. Erst fast zwei Jahrtausende später ist die Bedeutung der letztgenannten von abendländischen Autoren erkannt worden (etwa von Th. H. van de Velde in seinem Werk „Die vollkommene Ehe, eine Studie über ihre Physiologie und Technik", Leipzig/Stuttgart 1927, in dem er u. a. unter der Bezeichnung „Synousiologie" eine systematische Beschreibung dieser Positionen bietet). Betont werden muß, daß sich Vātsyāyana jedes Dogmatismus enthält: eine Vorschrift gilt ihm nicht schon aus sich heraus ohne weiteres als autoritativ (II, 9, 41). Dabei ist das Erlernen der Liebeskunst nicht ausschließlich eine Sache des Mannes.

Der altindische Autor erhebt nämlich die Forderung, daß auch der Frau sexuelle Lust zuzukommen habe. Vātsyāyana gesteht der Frau das Recht zu, selbst die erotische Initiative zu ergreifen (II, 2, 9). Des Mannes positio inter coitum hat sich nach der Veranlagung der Frau zu richten (II, 8, 31). Überhaupt soll der Mann in der Ehe weder der Diener der Frau noch ihr Herr sein; vielmehr sollen beide Partner einander auszeichnen (III, 1, 21–23). Bestimmte Kategorien von Frauen – und zwar durchaus nicht nur die Prostituierten – sollen sich eigens der Erlernung der Liebeskunst widmen, so die Prinzessinnen und die Töchter hochgestellter Beamter (I, 3, 11).

Insgesamt ergibt sich als Grundmaxime des Kāmasūtra, daß sich in der Liebe – besonders in physischer Hinsicht – gleich zu gleich gesellen soll (II, 1, 3). Ein weiteres Grundprinzip ist die Hervorhebung der Selbstbeherrschung. Vātsyāyana warnt ausdrücklich vor den üblen Folgen der Zügellosigkeit (VII, 2, 53) und wendet sich entschieden gegen sadistische Praktiken (II, 7, 24) wie auch gegen blinde Wollust: so wird Schwangeren, Wöchnerinnen und Menstruierenden der Coitus inversus verwehrt (II, 8, 41). Am Schluß seines Werkes betont er, daß er selbst es in geistiger Kon-

zentration (Samādhi) und keuschem Wandel (Brahmacaryā) verfaßt habe. Diese Feststellung erinnert an den bekannten Satz des Marcus Valerius Martialis „Lasciva est nobis pagina, vita proba est“ (unzüchtig ist unsere Buchseite, [doch unser] Leben ist sittsam). Daß man den Worten des Vātsyāyana Glauben schenken darf, beweist die Art der Durchführung seiner Thematik. Selbstverständlich ist er ein Kind seiner Zeit und ein Erbe überkommener Traditionen. Die schon in den vedischen Prosaschriften, den Brāhmaṇas, so verbreitete Neigung zum Klassifizieren und Systematisieren ist auch bei ihm voll ausgeprägt. Einem Lehrbuch kommt diese Tendenz natürlich zustatten; daher paaren sich im Kāmasūtra Sachkenntnis und Genauigkeit. Daß er eine Neigung zur Pedanterie dabei nicht immer verbergen kann, wird man um der Ausführlichkeit dieser Quelle willen in Kauf nehmen.
Der höchst eigentümliche Stil des Kāmasūtra wurzelt in der jungvedischen Literatur. Besonders die Leitfäden des Opferrituals, aber auch andere alte Kompendien zur Grammatik, Etymologie, Metrik usw., hatten einen besonderen, nämlich den sog. Sūtra-Stil entwickelt. Dieser ist durch einen Prozeß äußerster Verdichtung aus der Prosa der Brāhmaṇas hervorgegangen und imponiert durch eine außerordentlich gedrängte, mitunter geradezu änigmatische Kürze. Für einen Leitfaden ist ein solcher Stil, der alles andere als eine auch nur entfernt obszöne oder laszive Wirkung erzeugt, also wohl geeignet. An dieser Nüchternheit ändert auch die Tatsache nichts, daß an den Kapitelschlüssen gewöhnlich einige Verse (Śloka), d. h. in metrischer Bindung gehaltene Passagen, vorkommen.

II. Inhaltsübersicht. Das Kāmasūtra als Geschichtsquelle

Um genau klassifizieren zu können, bedarf es einer entsprechenden Materialbasis. Vātsyāyana hat sein Werk daher enzyklopädisch angelegt. Die enzyklopädische Grundhaltung durchdringt das ganze Buch. Ein bekanntes Beispiel ist die Aufzählung von nicht weniger als 64 Künsten und Fertigkeiten, die in irgendeiner Weise mit der Liebeskunst verbunden sind.

Das Gesamtwerk besteht aus 1250 kurzen Abschnitten, die wie jenes die Bezeichnung Sūtra führen. Diese Textmasse ist unterteilt in sieben Hauptteile (Adhikaraṇa) und 36 Kapitel (Adhyāya). Statt der Kapitel findet man auch eine Einteilung in 64 bzw. 67 Abschnitte (Prakaraṇa), die jedoch weniger gebräuchlich ist. Um also eine Textstelle innerhalb des Kāmasūtra zu bezeichnen, führt man drei Ziffern an: eine römische für die Adhikaraṇas und zwei arabische für den Adhyāya und das Sūtra.

Das erste Adhikaraṇa (Sādhāraṇa) enthält eine Inhaltsübersicht und Bemerkungen zu allgemeinen Fragen. Hier wird das gegenseitige Verhältnis der drei Trivarga-Kategorien Dharma, Artha und Kāma untersucht. Schon aus diesem auf das Allgemeine orientierten Hauptteil lassen sich auch zu Detailfragen viele interessante Hinweise gewinnen. Dies betrifft u. a. die Regeln zur Hygiene (I, 4, 4–6) oder die Einführung junger Mädchen in die Liebeskunst durch buddhistische Nonnen (I, 3, 14). Wie ein Liebhaber mit Hilfe einer fremden Ehefrau deren Gatten töten und sich dessen Vermögen aneignen kann, erörtert in kühler Sachbezogenheit I, 5, 11. Das zweite Adhikaraṇa (im Sanskrit Sāṁprayogika) ist speziell dem Geschlechtsverkehr gewidmet. Hier finden sich Betrachtungen über die Vorzüge und Nachteile der einzelnen Beischlafstellungen wie auch über die Besonderheiten der Küsse. Das dritte Adhikaraṇa (Kanyāsaṁprayuktaka) enthält Betrachtungen über Brautwerbung und Hochzeit. Die Lebensumstände einer Ehefrau berührt das vierte Adhikaraṇa (Bhāryādhikārika), während das Verhalten des Ehegatten zu den Gattinnen anderer Männer Gegenstand des fünften Adhikaraṇa (Pāradārika) ist. Dieser besonders interessante Hauptteil lehrt – wiederum ohne alle Obszönität, sondern in der sachlichen Diktion eines Leitfadens – eine Reihe von Verführungskünsten; außerdem gibt er aber auch Hinweise dafür, wie sich der Ehemann davor schützen kann, selbst zum Hahnrei gemacht zu werden. Noch bedeutsamer ist das folgende sechste Adhikaraṇa (Vaiśika), dessen Thema die Prostitution ist. Hier werden die verschiedenen Arten und Gruppen von Hetären und die von ihnen angewandten Methoden zur Bereicherung ausführlich geschildert. Das siebente Adhikaraṇa (Aupaniṣadika) schließlich erteilt „Geheimrezepte“ für die

Stimulierung der Libido sexualis und der Wollust, wobei Kosmetik, Medizin und Magie eine bunte Mischung eingehen. Manche der dort angegebenen Mittel, wie etwa Datura oder Henna, finden heute noch Verwendung.

Schon aus dieser flüchtigen Skizzierung des Inhalts des Kāmasūtra ergibt sich, daß das Werk neben dem sexuologischen Aspekt eine wertvolle Materialquelle für Geschichte, Soziologie, Psychologie und Medizin darstellt. Für bestimmte spezifische Fragen, wie etwa die Geschichte der Prostitution, ist das Kāmasūtra eine Quelle von einzigartiger Bedeutung.

Die von Vātsyāyana vertretene Gesellschaftslehre entspricht im wesentlichen den damals herrschenden Auffassungen des Brahmanismus. Deren Grundkonzeption ist das sog. Varṇa-Āśrama-System, durch das die soziale Position eines jeden Individuums zu jedem Zeitpunkt seines Lebens wie in einem Koordinatensystem (diesen treffenden Vergleich verdanken wir J. F. Sprockhoff) geregelt wurde. Die Zugehörigkeit zu einem bestimmten Varṇa (Brahmane/Priester, Krieger, Handwerker/Kaufmann/Bauer, Helot mögen hier als die etwas generalisierten Charakteristika der vier Grund-Varṇas genannt werden) gab die Basis für die gesellschaftliche Stellung eines Menschen ab. Je nach seiner Altersgruppe gab es dann die vier sog. Lebensstufen (Āśrama), die das Verhalten und die Tätigkeit des einzelnen näher bestimmten. In dieser Hinsicht sind die Ansichten Vātsyāyanas von denen der spätvedischen Dharmasūtras nicht wesentlich verschieden.

Daneben vermittelt das Kāmasūtra zahlreiche sozial- und sittengeschichtliche Informationen, so z. B. über die Funktionen des Beamtenapparates, über die Lebensweise der Asketen und vieles andere mehr. Die Schilderung der Hochzeitsbräuche ermöglicht es, deren Ausgestaltung bis zu den jungvedischen Gṛhyasūtras zurückzuverfolgen. Die Ausführungen über die Wiederverheiratung von Witwen unterscheiden sich grundlegend von der reaktionären Haltung zur Frau, wie sie im späteren Hinduismus zum Ausdruck kam und etwa im „freiwilligen" Witwentod (Satī) eine grauenvolle Kulmination erreichte.

Im Kāmasūtra wird eine breite Palette von Berufs- und sozialen Gruppen angesprochen, doch muß bemerkt werden,

daß der Autor selbstverständlich nicht von einer Schichtung der Bevölkerung absieht. Seine Lehren richten sich deutlich an die Angehörigen einer städtischen Oberschicht (Nāgaraka). Über deren Leben erfahren wir besonders viele Einzelheiten, angefangen von der Einrichtung ihrer Häuser bis zu ihren Vergnügungen, die von Picknicks im Mondschein bis zu Konzerten und Gartenfesten reichen. Aber auch über Polygamie und die Lebensverhältnisse im Harem äußert sich Vātsyāyana ganz dem patriarchalischen Charakter seiner Zeit entsprechend. Die Lage und die Aufgaben der Ehegattin werden von ihm objektiv und nüchtern geschildert und kodifiziert. Hier vermag der historische Abstand am ehesten zu verdeutlichen, wie zählebig sich tiefeingewurzelte Wertvorstellungen bis in die Neuzeit erhalten haben, über deren Bedingtheit Vātsyāyana sich durchaus nicht im unklaren war. Denn nicht von ungefähr hat er festzustellen für wert befunden: „Gewöhnlich haben Reiche viele Frauen. Aber wenn auch äußerlicher Genuß vorhanden ist, sind sie doch ohne inneres Glück."
Die im sechsten Hauptteil enthaltenen Darlegungen zur Prostitution bilden die umfassendste und zugleich realistischste Abhandlung über diese Thematik aus der gesamten Sanskrit-Literatur. Durch seine Ausführlichkeit und seine klare Klassifikation ist dieser Hauptteil für unser Wissen über Entwicklung und Geschichte der Prostitution von erstrangiger Bedeutung. Vātsyāyana zieht eine scharfe Trennungslinie zwischen den kultivierten Liebhaberinnen (Gaṇikā) und den gewöhnlichen, ihren Lebensunterhalt durch den Körper verdienenden Dirnen (Rūpājīvā); erstere erfreuten sich einer Wertschätzung, die der ihrer athenischen Kolleginnen der Perikles-Zeit nicht nachstand.

III. Zur chronologischen Einordnung des Kāmasūtra

Einer der größten Problemkomplexe der Indologie besteht darin, daß bei nur sehr wenigen Werken der altindischen Literatur über ihren absoluten Entstehungszeitpunkt Gültiges ausgesagt werden kann. In vielen Fällen müssen wir uns mit der Erkenntnis der relativen Chronologie zufriedengeben, und auch diese ist keineswegs immer gesichert. Da Historiographie im altgriechischen Sinne den alten Indern fernlag, sind wir oft auf sekundäre oder außerindische Quellen, wie sprachgeschichtliche Indizien, griechische Feldzugs- und Reiseberichte u. dgl., angewiesen. Dennoch sind trotz aller bisherigen Bemühungen nur wenige Daten in befriedigender Weise gesichert. Immer noch gibt es Fälle, so hinsichtlich des berühmten Dichters Kālidāsa, bei denen die erarbeiteten Datierungsansätze um mehrere Jahrhunderte differieren!

Was nun das Kāmasūtra betrifft, so verlegt M. Winternitz seine Entstehung in das 4. Jh., H. v. Glasenapp und S. C. Banerji in das 3. Jh., H. C. Chakladhar in die Mitte des 3. Jh., W. Ruben in die Mitte des 2. Jh., R. G. Bhandarkar in die Zeit um 100, und Shama Shastry läßt Vātsyāyana von 137 bis 209 gelebt haben. Andere Autoren kommen auf noch weiter zurückliegende Zeiten, so daß sich Differenzen mehrerer Jahrhunderte ergeben. Prüfen wir daher zunächst die Hinweise, die sich aus der altindischen Literaturgeschichte gewinnen lassen.

Um mit der oberen Eingrenzung zu beginnen, sei an die Feststellung erinnert, wonach Vātsyāyana Gesellschaftslehren der jungvedischen Zeit seinem Werk zugrunde gelegt hat. Die exaktesten Entsprechungen finden sich im Gṛhya- und Dharmasūtra des Āpastamba. Beide Werke sind, obwohl nicht exakt datierbar, jedenfalls jünger als 500 v. u. Z. Ferner weist das Kāmasūtra Parallelen zum Kauṭilīya auf, das – nach freilich durchaus nicht unbestrittener Auffassung – der Zeit um 300 v. u. Z. angehört. Das Mahābhāṣya des Patañjali, ein um 150 v. u. Z. entstandenes grammatikalisches Werk, zu dem das Kāmasūtra ebenfalls Entsprechungen aufweist, engt die Grenze für die Schaffung unseres Lehrbuches weiter nach oben ein.

Nach der Neuzeit hin steht als Tatsache fest, daß sich Subandhu in seinem Märchenroman Vāsavadattā auf das Kāmasūtra bezieht. Letzteres muß also einer älteren Zeit als dem Beginn des 7. Jh. entstammen. Auch Kālidāsa zeigt sich mit Vātsyāyanas Werk bekannt. Zwar bestehen über das Zeitalter des Kālidāsa, wie oben bemerkt, immer noch große Unklarheiten, doch kann er kaum einer jüngeren Zeit als der Mitte des 5. Jh. angehört haben.

Aus literaturgeschichtlicher Sicht ist schließlich zu bemer-

ken, daß das Lalitavistara, ein buddhistisches Werk aus dem 2. oder 3. Jh., sich zwar über verschiedene, im Kāmasūtra behandelte Themen, wie etwa die Prostitution, ausläßt, ohne indessen letzteres selbst zu erwähnen. Das Kāmasūtra scheint damals also noch nicht existiert zu haben, obwohl seine Thematik gewissermaßen „in der Luft lag“. Ein solcher Schluß ex silentio ist freilich immer mit Vorbehalt zu ziehen. Doch würde er gut zu der Tatsache passen, daß die im 1. bis 3. Jh. in Indien verbreitete Erzählungsliteratur vielfach im gleichen Milieu spielt wie das Kāmasūtra. Faßt man die aus der Literaturgeschichte abgeleiteten Hinweise zusammen, so darf man sagen, daß das Lehrbuch zwischen 100 und 400 entstanden ist und daß es wohl nicht vor dem 3. Jh. bekannt gewesen sein dürfte.
Hinsichtlich der Anhaltspunkte aus der politischen Historie richtet sich das Hauptaugenmerk auf die Tatsache, daß Vātsyāyana den Andhra-Herrscher Kuntala Śātakarṇi erwähnt, von dem man weiß, daß er zu Anfang des 1. Jh. gelebt hat. Das Kāmasūtra muß also später entstanden sein, und zwar nicht unbeträchtlich später. Zu diesem Schluß führt zunächst der Umstand, daß buddhistische Nonnen als Kupplerinnen in Erscheinung treten. Dieses für den Verfall des Buddhismus in Indien typische Merkmal hat sich erst eine längere Zeitspanne nach der Zeitenwende herausgebildet. Für eine exakte Fixierung der Chronologie erheblich wichtiger ist jedoch das Faktum, daß Vātsyāyana über eine Zeit berichtet, in der späte Andhra-Könige und Abhīras gleichzeitig über bestimmte Teile Indiens herrschten. Das kann, worauf H. C. Chakladhar verweist, erst nach 225 gewesen sein. Auf der anderen Seite fällt auf, daß der Autor die mächtigen Gupta-Kaiser, die seit Anfang des 4. Jh. herrschten, nicht erwähnt.
Faßt man alle diese Hinweise zusammen, so kommt man zu dem Schluß, daß das Kāmasūtra im 3. Jh., und zwar vermutlich in dessen zweiter Hälfte entstanden sein dürfte.
Wo aber hat Vātsyāyana gelebt, wo hat er sein Werk geschaffen? Ähnlich wie bei der Chronologie müssen wir auch hier eine eindeutige Antwort schuldig bleiben und uns mit Wahrscheinlichkeiten begnügen. Vātsyāyana geht in seinem Buch auf die Bewohner – insbesondere die Frauen – in den verschiedensten indischen Landstrichen ein. Selbstver-

ständlich darf daraus nicht der Schluß gezogen werden, daß der Autor diese Gegenden persönlich gekannt haben muß; nach Lage der damaligen Reisemöglichkeiten kann es gar nicht anders gewesen sein, daß viele, vielleicht sogar die meisten seiner Angaben nicht auf Autopsie, sondern auf Berichten anderer beruhen. Überprüft man Vātsyāyanas Werk auf geographisch besonders relevante und detailliert ausgeführte Beschreibungen, stellt sich, wie H. C. Chakladhar bemerkt, heraus, daß sich solche auf die Landstriche zwischen Rājputana im Nordwesten und Konkan, einem Küstenstrich im Südwesten Indiens, beziehen. Dadurch kann zwar nicht absolut zwingend bewiesen, aber doch wahrscheinlich gemacht werden, daß das Kāmasūtra im Westen Indiens verfaßt worden ist.

IV. Bemerkungen zur vorliegenden Übersetzung

Wie schon der Name sagt, weist das Kāmasūtra den aus der jungvedischen Zeit übernommenen sog. Sūtra-Stil auf. Wir erwähnten bereits dessen Eignung für einen Leitfaden, doch eben auch nur für einen solchen. Werke im Sūtra-Stil waren nicht als Einführungen oder Kompendien für den Laien gedacht. Vielmehr wendeten sie sich an den bereits der Materie Kundigen, dem sie eine mnemotechnische Stütze, gewissermaßen eine Direktive sein wollten. Es war dies also eine Lektüre für den in die Grundlagen des jeweiligen Faches im großen und ganzen eingeweihten Kenner.
Aus dem Gesagten ergibt sich, daß das Werk für den heutigen Leser nur schwer erschließbar ist. Wie fast alle Sūtras würde sich auch das Kāmasūtra ohne die Zuhilfenahme von Kommentaren unserem Verständnis über weite Strecken hinweg entziehen.
Der wichtigste Kommentar unseres Lehrbuchs führt den Namen Jayamaṅgalā und wurde von Yaśodhara Indrapāda verfaßt. Beim Studium des Kāmasūtra ist er ein wertvolles, ja unentbehrliches Hilfsmittel, und dennoch dürfen wir auch ihm nicht kritiklos folgen. Da er im 13. Jh. verfaßt wurde, liegen zwischen ihm und dem Werk, das er kommentiert, immerhin etwa tausend Jahre. Zudem gibt es im Kāmasūtra nicht wenige Stellen, die der Kommentator nicht

oder unzureichend erklärt; überhaupt wird der Kommentar gegen Schluß des Werkes immer spärlicher, lückenhafter und problematischer. Besonders die im VII. Hauptteil enthaltenen zahlreichen speziellen Termini sind uns auch heute noch nicht alle verständlich.
Die hier vorgelegte Übersetzung hat das Ziel, den Leser unter Wahrung höchstmöglicher Genauigkeit mit dem bekannt zu machen, was wirklich im Kāmasūtra steht, ohne in das Werk aus heutiger Sicht etwas hineinzudeuten. Zur Gewährleistung einer durchgängigen Nachprüfbarkeit wurden daher sämtliche Passagen, die um des besseren Verständnisses willen zum Original ergänzt werden mußten, in Klammern gesetzt. Alle sonstigen Erläuterungen sind in den Anmerkungsapparat verwiesen worden.
Herzlich dankt der Herausgeber seinem verehrten Freund und Kollegen Prof. Dr. I. D. Serebrjakov (Moskau) für wertvolle Hinweise zur Konzeption dieser Übersetzung. Aufrichtiger Dank gebührt ferner Herrn Bibliotheksdirektor Dr. H.-O. Feistel (Berlin [West]), der durch die Bereitstellung bibliographischer Hilfsmittel wesentlich zum Zustandekommen dieser Arbeit beigetragen hat. Frau Dr. Renate Syed (München) hatte die Freundlichkeit, die floristischen Angaben zu überprüfen und zu ergänzen.
Bisherige Kāmasūtra-Übersetzungen fristeten häufig in sekretierten Abteilungen von Bibliotheksmagazinen ein Dasein in tiefer Verborgenheit. Dafür gibt es keinerlei Veranlassung. Vātsyāyana vertraut wie in allen so auch in Liebesdingen der menschlichen Vernunft, die sich auf eine durch Wissen befestigte Urteilskraft gründet. Dennoch verschweigt er nicht, daß die Vernunft dort ihre Grenzen findet, wo blinde Leidenschaft triumphiert. Durch seine freimütige Darstellung erweist er sich als Kenner der Menschen und der Liebe. Bei der Aufrichtung eines humanistischen Bildes von Liebe und Sexualität ist sein Beitrag unverzichtbar.

Leipzig, Neujahr 1985 *Klaus Mylius*

Das Kāmasūtra

ERSTER HAUPTTEIL: ALLGEMEINES

ERSTES KAPITEL: *Zusammenfassung des Lehrbuches*

1. Dharma[1], Artha[2] und Kāma[3] (sei) Verehrung,
2. da sie in (diesem) Lehrbuch behandelt werden.[4]
3. Den Lehrern, die (das Wesen) dieser Kategorien erkannt haben, (sei ebenfalls Verehrung),
4. (auch) wegen (der Herstellung) einer Beziehung (zu) diesem (Lehrbuch).
5. Prajāpati[5] hat ja die Wesen geschaffen und für deren Wohlfahrt den Leitfaden zur Vollendung der drei Güter[6] in zehntausend Kapiteln zu Beginn verkündet.
6. Davon hat der Sohn des Svayambhū, Manu[7], einen gesonderten, auf den Dharma bezüglichen Teil abgetrennt.
7. Bṛhaspati[8] (trennte) den auf den Artha bezüglichen Teil (ab).
8. Und des Mahādeva[9] Gefolgsmann Nandin verkündete das aus tausend Kapiteln bestehende Kāmasūtra gesondert.
9. Dieses aber hat dann Śvetaketu[10], der Sohn des Uddālaka, in fünfhundert Kapiteln zusammengefaßt.
10. Diese aber hat wiederum der dem Pañcāla-Volk[11] angehörende Bābhravya[12] in hundertfünfzig Kapiteln zusammengefaßt unter den (folgenden) sieben Hauptteilen:
    - Allgemeines
    - Auf den Geschlechtsverkehr Bezügliches
    - Auf die (eheliche) Verbindung mit einem Mädchen Bezügliches
    - Auf die Rolle der Gattin Bezügliches
    - Auf die Gattinnen von anderen Männern Bezügliches
    - Prostitution
    - Auf Geheimmittel[13] Bezügliches.
11. Davon hat Dattaka auf Ersuchen der Hetären von Pāṭaliputra[14] den sechsten, sich mit der Prostitution befassenden Hauptteil gesondert bearbeitet.

12. In Anlehnung daran hat Cārāyaṇa den das Allgemeine enthaltenden Hauptteil gesondert bearbeitet, Suvarṇanābha den auf den Geschlechtsverkehr bezüglichen (Hauptteil), Ghoṭakamukha den auf die Verbindung mit einem Mädchen bezüglichen (Hauptteil), Gonardīya den auf die Rolle der Gattin bezüglichen (Hauptteil), Goṇikāputra den auf die Gattinnen anderer Männer bezüglichen (Hauptteil), Kucumāra den auf Geheimmittel bezüglichen (Hauptteil).

13. Indem das Lehrbuch so von vielen Lehrern stückweise vorgelegt wurde, ging (seine Grundsubstanz) fast verloren.

14. Wegen der Einseitigkeit der von Dattaka und den anderen (Genannten) vorgelegten Lehrbuchbruchstücke und wegen der durch seinen Umfang schwierigen Durchdringbarkeit des Bābhravya-Werkes ist (von Vātsyāyana) die gesamte Materie in einem gedrängt (gehaltenen) Buch zusammengefaßt und dieses Kāmasūtra vorgelegt worden.

15. Die Darlegung von dessen (Einteilung in) Abschnitte und Hauptteile ist diese:

16. Der „Allgemeines" (betitelte) erste Hauptteil (besteht aus) fünf Kapiteln bzw. fünf Abschnitten[15]:
- Zusammenfassung des Lehrbuches
- Erlangung der drei Güter[16]
- Darlegung der Wissenschaften
- Lebenswandel des Nāgaraka[17]
- Abhandlung über des Liebhabers Freundinnen und das Amt von (Liebes-) Botinnen[18].

17. Der „Auf den Geschlechtsverkehr Bezügliches" (betitelte) zweite Hauptteil (besteht aus) zehn Kapiteln bzw. siebzehn Abschnitten:
- Art des Geschlechtsverkehrs nach Ausmaß, Zeitpunkt und Dauer, und Variationen der Liebe
- Ausführungen des Umarmens
- Möglichkeiten des Küssens
- Arten der Fingernagelspuren
- Spielarten von Bißspuren; Verhaltensweisen von (Frauen aus den einzelnen) Provinzen; Arten des (dort geübten) Geschlechtsverkehrs
- Stellungen beim Verkehr

- Arten des Schlagens und die damit verbundenen Ausführungen (des Lautes) sīt
- Sexuelle Annäherungen, (wobei die Frau) die Rolle des Mannes (übernimmt);[19] Stellungen des Mannes
- Mundverkehr
- Beginn und Ende des Verkehrs; Arten des Verkehrs; koketter Streit.

18. Der „Auf die (eheliche) Verbindung mit einem Mädchen Bezügliches" (betitelte) dritte Hauptteil (besteht aus) fünf Kapiteln bzw. neun Abschnitten:
    - Verfahren bei der Brautwahl; Entscheidung über die Verbindung
    - Gewinnung des Vertrauens der Braut
    - Annäherung an das Mädchen; Erklärung von Mienenspiel und Gebärden
    - Bemühungen (mit dem Ziel,) der einzige Mann (für die Braut zu sein);[20] Erlangung eines begehrten (Mannes durch das Mädchen); Erlangung des Mädchens durch die Bemühung (des Mannes)
    - Hochzeitsfeier.
19. Der „Auf die Rolle der Gattin Bezügliches" (betitelte) vierte Hauptteil (besteht aus) zwei Kapiteln bzw. acht Abschnitten:
    - Verhalten der treuen Gattin (und ihr) Wandel während der Abwesenheit (des Gatten) auf Reisen
    - Das Verhalten der ältesten Gattin; das Verhalten der jüngsten; Verhalten einer wiederverheirateten Witwe; Verhalten einer ungeliebten Frau; den Harem Betreffendes; Verhalten eines Mannes mit mehreren (Gattinnen).
20. Der „Auf die Gattinnen anderer Männer Bezügliches" (betitelte) fünfte Hauptteil (besteht aus) sechs Kapiteln bzw. zehn Abschnitten:
    - Kennzeichnung des Charakters von Mann und Frau (und die) Gründe für ein Sichabwenden (von diesbezüglichen Verlockungen); bei Frauen erfolgreiche Männer; mühelos zu gewinnende Frauen
    - Wege zur Bekanntschaft (mit einer Frau) und die Bemühungen (sie zu gewinnen)
    - Erkunden der Neigungen (der Frau)
    - Aufgaben einer Liebesbotin

- Verliebtheit von Herrschern
- Über den Harem und den Schutz der (eigenen) Frau.

21. Der „Prostitution" (betitelte) sechste Hauptteil (besteht aus) sechs Kapiteln bzw. zwölf Abschnitten:
- Nachdenken über einen geeigneten (Mann); Mittel des Zugangs (zu ihm); Methode der Zurückweisung
- Hingabe an den Geliebten
- Die Mittel, um zu Geld zu kommen; die Anzeichen von Gleichgültigkeit (gegenüber dem Mann); das Bemerken von Gleichgültigkeit; Arten des Verjagens (eines Liebhabers)
- Erneute Festigung eines locker gewordenen (Verhältnisses)
- Arten des Gewinns
- Betrachtungen über Gewinn, Verlust, Folgeerscheinungen[21] und Bedenken; Typen von Prostituierten.

22. Der „Auf Geheimmittel Bezügliches" (betitelte) siebte Hauptteil (besteht aus) zwei Kapiteln bzw. sechs Abschnitten:
- Das Sich-gewinnend-Machen; das Bestricken (anderer); Anwendung von Aphrodisiaka
- Wiederherbeiführung verlorener Liebesfähigkeit; Wege zur Erektion; diverse Rezepte.

23. So (hat unser Text) 36 Kapitel bzw. 64 Abschnitte[22], sieben Hauptteile, 1250 Ślokas[23]. So ist die Zusammenfassung des Lehrbuches.

24. Nachdem diese Kurzfassung gegeben wurde,
wird im folgenden deren ausführliche Fassung dargelegt.
Gewünscht wird ja von den Gebildeten auf der Welt
die Aussage als Kurzfassung und in Ausführlichkeit.

Zweites Kapitel: *Erlangung der drei Güter*[24]

1. Hundert Jahre fürwahr (kann) der Mensch (alt werden). Er teile die Zeit ein (zum Streben) nach den drei Gütern, (wobei) eines mit dem anderen (sinnvoll) ver-

bunden sei und sie gegenseitig nicht im Mißverhältnis stehen (sollen).

2. In der Kindheit (strebe man) nach der Erlangung von Wissen und anderem materiell (Verwertbarem)
3. und nach Liebe in der Jugend,
4. im Alter nach Tugend und Erlösung.
5. Oder man strebe in Anbetracht der Unsicherheit des Lebensablaufs, wie es einem paßt,
6. jedoch (führe man) einen keuschen Lebenswandel während des Wissenserwerbs.[25]
7. Dharma ist: die Durchführung von (Handlungen), die wegen ihrer Überweltlichkeit ohne sichtbare Auswirkungen sind, wie Opfer usw., gemäß den Lehrbüchern, und: das Verbot weltlicher (Handlungen) mit sichtbaren Auswirkungen, wie des Verzehrs von Fleisch usw., (ebenfalls) gemäß den Lehrbüchern.
8. Diesen (Dharma) erlerne man aus (den Texten) der heiligen Offenbarung[26] und aus der Zusammenkunft mit Dharma-Kundigen.
9. Artha ist der Erwerb von Wissen, Ländereien, Gold, Vieh, Getreide, Waren, Gerätschaften, Freunden usw. und die Mehrung des Erworbenen.
10. Diesen (erlerne man) vom Wandel der Beamten sowie von gewerbe- und handelskundigen Kaufleuten.
11. Kāma ist der Eintritt des Ergötzens an den jeweiligen Objekten durch Gehör, Haut, Sehen, Schmecken, Riechen, unter der Herrschaft des Geistes in Verbindung mit der Seele.
12. Kāma ist speziell das erfolgreiche, zweckvolle Empfinden,[27] das aus der besonderen Art der Berührung mit einem (lustgebenden) Objekt als mit Wohlbefinden einhergehendes Selbstgefühl (entsteht).
13. Dies mache man sich aus dem Kāmasūtra sowie aus dem Umgang mit dem Stadtvolk[28] zu eigen.

14. In ihrer Verbindung[29] ist der jeweils vordere (Begriff) der höherwertige.
15. Doch[30] für einen König ist Artha (am wichtigsten) wegen seiner grundlegenden Bedeutung für den Lebensunterhalt des Volkes. Für eine Gaṇikā ist es ebenso. Dies ist die Erlangung der drei Güter.

16. Wegen[31] der Überweltlichkeit des Dharma ist ein diesen betreffendes Lehrbuch angebracht. Für den Artha-Erfolg durch vorausgegangene Regeln (ist auch hier eine Belehrung vonnöten).[32]
Den Zugang zu (solchen) Mitteln (gewinnt man) aus dem Lehrbuch[33].

17. Aber wegen der Selbstbetätigung des Liebestriebes sogar bei den Tieren und (seiner) Angeborenheit ist (auf diesem Gebiet) mit einem Lehrbuch nichts erreicht, so (sprechen bestimmte) Lehrer[34].
18. Wegen[35] der Abhängigkeit des Mannes und der Frau vom Beischlaf setzt man ein Hilfsmittel voraus.
19. Und den Zugang zu solchen Mitteln (gewinnt man) aus dem Kāmasūtra, so (spricht) Vātsyāyana.

20. Bei den Tieren wiederum (erfolgt) wegen des Nichtverborgenseins der Weibchen, wegen der bis zur Erfüllung führenden Begattung in der Brunstzeit und wegen des Fehlens vorheriger Überlegung das Ausüben des Geschlechtslebens ohne Hilfsmittel.

21. Man[36] handele nicht gemäß dem Dharma – wegen der Zukünftigkeit des Lohnes und wegen der Zweifelhaftigkeit (dieses Lohnes).
22. Denn wer, der nicht kindisch ist, würde das (ihm) in die Hand Geratene (zu etwas) machen, das einem anderen in die Hand (gerät)?
23. Besser heute eine Taube als morgen ein Pfau.
24. Besser als ein zweifelhafter Goldschmuck ist eine unzweifelhafte Kupfermünze. So (sprechen) die Materialisten.[37]

25. Wegen der Unanfechtbarkeit der Lehrbücher, wegen der verschiedentlichen Sichtbarkeit des Erfolgs von Behexung und Verfluchung, wegen der Ersichtlichkeit, daß Sternbilder, Mond, Sonne, Sterne und die Planetenschar zum Nutzen der Welt offenbar mit Vorbedacht wirken, wegen der Kennzeichnung des Weltgetriebes durch den Lebenswandel nach Kasten[38] und Lebensstufen[39] und wegen der Ersichtlichkeit, daß die Hingabe

des in der Hand befindlichen Samens zum Zwecke einer künftigen Ernte (geschieht), handele man nach den Dharma-Vorschriften, so (spricht) Vātsyāyana.

26. Man[40] handele nicht gemäß dem Artha. Denn selbst die mit Anspannung erstrebten Besitztümer werden mitunter nicht zugänglich. Andererseits fallen (einem) die nicht erstrebten durch Zufall zu.
27. Das alles ist vom Schicksal bestimmt.
28. Nur das Schicksal bestimmt ja für die Menschen Gewinn und Verlust, Sieg und Niederlage, Glück und Unglück.
29. Durch das Schicksal wurde Bali zu Indra gemacht.[41] Durch das Schicksal wurde er herabgestürzt. Nur das Schicksal setzt ihn wieder ein. So (sprechen) die Fatalisten.

30. Da sie (die Fatalisten) menschliche Tätigkeit voraussetzen, sind Hilfsmittel die Grundlage aller Betätigungen –
31. auch (die Grundlage) eines (scheinbar) zwangsläufig entstehenden Vermögens, da auch dieses ein Hilfsmittel voraussetzt; nicht (erwächst) dem Untätigen Angenehmes. So (spricht) Vātsyāyana.

32. Man gehe nicht Liebesdingen nach, (und zwar) wegen ihrer Behinderung der beiden Hauptziele Dharma und Artha sowie anderer Güter.[42] (Liebesdinge) bringen den Menschen mit nichtsnutzigem Volk, unguten Vorhaben, Unreinlichkeit und Zukunftslosigkeit
33. und ferner Tollheit, Leichtsinn, Mangel an Vertrauenswürdigkeit und (allgemeiner) Zurückweisung[43] in Verbindung.
34. Von vielen in die Gewalt der Liebe Geratenen hört man, die selbst in Begleitung untergegangen sind –
35. wie (z. B.) der Bhoja (-König) Dāṇḍakya, der aus Liebe ein Brahmanenmädchen begehrte und mitsamt der Verwandtschaft und dem Reich unterging.[44]
36. Der Götterkönig, (der) die Ahalyā (begehrte),[45] der übermächtige Kīcaka[46], der die Draupadī, Rāvaṇa, der die Sītā (begehrte),[47] und viele andere später in die Ge-

walt der Liebe Geratene werden als untergegangen wahrgenommen, so (sprechen) die Banausen.

37. Geschlechtsverkehr ist als Voraussetzung für die Existenz dem Essen gleichwertig. Und er ist als Frucht aus Dharma und Artha hervorgegangen.
38. Aber man muß gewissermaßen aus Nachteilen lernen. Denn (indem man denkt:) „Es gibt Bettler!", werden Topfgerichte nicht etwa nicht zubereitet; (indem man denkt:) „Es gibt Gazellen!" (die die Saat fressen könnten), wird das Korn nicht etwa nicht ausgesät. So (spricht) Vātsyāyana.

39. Und es gibt hierzu die Verse:

Der so dem Artha wie dem Kāma
wie auch dem Dharma sich widmende Mann
erlangt hier wie im Jenseits
sorgenfreies, unendliches Glück.

40. Bei einer Tat, bei der das Bedenken
„Was mag (daraus) im Jenseits werden?" nicht entsteht,
und von der (man) „Es ist ein Glück, das den Artha nicht tötet!"
(sagt), verharren ja die Weisen.[48]
Wodurch die drei Güter zu erlangen sind
oder zwei oder auch nur eines –
diese Tat vollbringe man,
aber nicht eine, die die zwei (anderen) vernichtet.[49]

DRITTES KAPITEL: *Darlegung der Wissenschaften*

1. Ohne die Zeiten (für das Studium) von Dharma, Artha und von (ihnen) angeschlossenen Wissenschaften zu versäumen, studiere der Mann das Kāmasūtra und die (ihm) angeschlossenen Wissenschaften.
2. Vor der (Vollendung der) Jugendzeit[50] (studiere es) die Frau. Und als Verheiratete[51] (studiere sie) mit des Gatten Billigung.
3. Wegen des Nichtbegreifens eines Lehrbuches durch

Frauen ist ihre Unterrichtung in dem hier (vorliegenden) Lehrbuch unnütz, so (sprechen manche) Lehrer.

4. Ein Begreifen der Praxis aber ist ihnen (möglich). Der Praxis (Kenntnis aber kommt) aus dem Vorliegen des Lehrbuches. So (spricht) Vātsyāyana.

5. Dies ist nicht nur hier (der Fall). Denn überall auf der Welt gibt es nur einige Lehrbuchkenner; dagegen ist die Praxis im Ermessen aller Menschen.
6. Und für die Praxis ist selbst ein in der Ferne verfaßtes Lehrbuch eine Basis.[52]
7. „Es ist Grammatik!" – (indem sie sich dessen bewußt sind,) vollziehen die Opferpriester, obwohl sie nicht Grammatiker sind, in (den Sprüchen zu) den Ritualhandlungen die Umwandlung eines Begriffes in einen anderen.
8. „Es ist Astrologie!" – (indem sie sich dessen bewußt sind,) vollbringen an den günstigen Tagen (auch Nichtastrologen ihr) Werk.
9. Ebenso lenken Pferde- und Elefantenreiter, die doch die (betreffenden) Lehrbücher nicht studiert haben, Pferde und Elefanten.
10. „Ebenso ist da ein König!" – (indem sie sich dessen bewußt sind,) überschreiten auch weit (von seiner Residenz) entfernt wohnende Völker nicht die Grenze; das ist dasselbe (wie eben).

11. Es gibt jedoch auch Frauen, deren Geist von (diesem) Lehrbuch (unmittelbar) berührt wird[53]: Gaṇikās, Prinzessinnen und die Töchter hoher Beamter.
12. Daher möge die Frau von einer Vertrauensperson insgeheim die Praxis, das Lehrbuch oder einen Teil (davon) erlernen.
13. Die wiederholt anzuwendenden, die 64 Künste betreffenden Praktiken erlerne ein Mädchen insgeheim und allein.
14. Die (geeigneten) Lehrerinnen der Mädchen aber sind:
    - die mit ihr zusammen aufgewachsene Milchschwester, die (bereits) mit einem Mann Geschlechtsverkehr gehabt hat

– oder eine ebensolche Freundin, mit der sich gefahrlos reden läßt
– und eine gleichaltrige Tante
– an deren Stelle eine vertrauenswürdige alte Dienerin
– eine Bettelnonne[54], mit der man (schon) früher vertraut war
– und eine (eigene ältere) Schwester, wenn sie Vertrauen verdient.

15. Gesang, Instrumentalmusik, Tanz, Zeichnen, Ritzen von Umrissen in Blätter zum Bemalen der Stirn, Anfertigen verschiedener Muster aus Reis und Blumen, Streuen von Blüten, Färben von Zähnen, Gewändern und Körperteilen, Fußbodenschmücken mit (eingelegten) Juwelen, Herrichten einer Lagerstatt, Wassermusik, Wasserspritzen (als Spiel), wundertätige Praktiken, die Arten des Kranzwindens, das Anbringen von Stirn- und Kopfschmuck, Wahl der (passenden) Garderoben, Arten des Ohrschmückens, Parfümzubereitung, Anbringen von Schmuck, Erlernen von Zauberkunststükken, Kucumāra-Praktiken[55], Handfertigkeit, Zubereiten verschiedener Arten von Gemüse, Brühe und (anderen) Gerichten, Herstellen von Getränken, Säften, Würztränken und Likören, Näh- und Webarbeiten, Fadenspiel[56], Komponieren und Spielen von Musikstükken auf der Laute und der Trommel, Komposition und Lösen von Rätseln, Rezitationsspiele, Hersagen von Zungenbrechern, Vorlesen aus Büchern, Kenntnis von Schauspielen und Erzählungen, Vervollständigen der Zeilen eines Gedichtes, Flechten von Bändern und Bambus, Drechseln, Zimmern, Kenntnis von Architektur, (Echtheits-) Prüfung von Silber, Metallurgie, Kenntnis von Juwelen, Farben und Mineralien, Praktiken der Baumpflege, Veranstalten von Widder-, Hahnen- und Wachtelkämpfen, Sprechdressur von Papageien und Predigerkrähen, Geschicklichkeit im Einreiben, Massieren und Frisieren, Erzählen mit Hilfe der Fingersprache, die Arten von Geheimsprachen, Kenntnis der Provinzdialekte, Herrichten von Blumenwagen, Kenntnis der Vorzeichen, des Alphabets der Diagramme, der Gedächtniskunst, gemeinsames Rezitie-

ren, in Gedanken (erfolgendes) Abfassen von Gedichten, Kenntnis der Lexikographie, der Metrik, der literarischen Arbeit, Arten der (Verstellung durch) Gestikulation,[57] Verkleidungen, Arten des Glücksspiels, Würfelspiel, Arten der Kinderspiele, Kenntnis der Wissenschaften von den Anstandsregeln, Strategien und Leibesübungen – das sind die 64 Wissensgebiete, welche Glieder des Kāmasūtra sind.

16. Die auf Pāñčāla zurückgehenden 64 Künste aber sind andere. Deren Anwendung nachgehend, werden wir (sie im Hauptteil) über den Geschlechtsverkehr besprechen, weil sie das Wesen der (körperlichen) Liebe ausmachen.

17. Eine Prostituierte, die sich durch diese (Künste) auszeichnet
und mit Charakter, Schönheit und Vorzügen ausgestattet ist,
erlangt den Titel Gaṇikā
und einen (geachteten) Platz inmitten des Volkes.

18. Verehrt wird sie stets vom König,
und von den Vortrefflichen wird sie gepriesen.
Begehrenswert ist sie und besuchenswert,
und (so) wird sie zu einem Vorbild.

19. Eine die (Liebes-) Praxis kennende Prinzessin
wie auch die Tochter eines hohen Beamten
bringt, auch wenn er einen Harem von tausend Frauen hat,
den Gatten in ihre Gewalt.

20. Ebenso lebt eine vom Gatten getrennte
(oder) von schwerem Unglück betroffene (Frau)
selbst im Ausland durch dieses Wissen
gewissermaßen noch glücklich.

21. Ein in den Künsten bewanderter Mann,
der beredt ist und schöne Worte macht,
findet, auch wenn er (noch) fremd ist,
in der Frauen Gemüt schnell (Eingang).

22. Nur durch der Künste Erfassen
entsteht das Glück.
Aber (nur unter Berücksichtigung) von Ort und Zeit
soll ihre Anwendung erfolgen oder nicht.

Viertes Kapitel: *Lebenswandel des Nāgaraka*

1. Nachdem man Wissen erlangt und mit den durch Geschenke, Siege, Handel (oder) Entgelt[58] erworbenen oder ererbten oder auf beiderlei (Weise erlangten) Geldern einen Hausstand gegründet hat, führe man den Lebenswandel eines Nāgaraka.
2. In einer Großstadt, einer Stadt, einem Marktflecken oder in einem großen (Ort sei) in der Nähe trefflicher Menschen (sein) Aufenthalt oder in Abhängigkeit vom Lebensunterhalt.
3. Dort lasse er ein am Wasser gelegenes Gebäude mit einem Baumgarten, einem gesonderten Wirtschaftshof und einem Doppel(-bett)-Schlafzimmer[59] errichten.
4. Und in dem äußeren Schlafgemach sei eine schön weiche, auf beiden Seiten mit Kissen versehene, in der Mitte eingedellte, mit weißer Überdecke (bezogene) Lagerstatt. Ferner eine Nebenlagerstatt. An (des Hauptbettes) Kopfende soll der Platz für die Grasmatte und der Opferaltar sein. Dorthin gehören auch die von der Nacht übriggebliebenen Reste an Salbe und das Kranzgewinde, ein Schüsselchen mit gekochtem Reis, ferner Näpfchen mit Aromastoffen, Zitronenschale und Betel. Auf dem Fußboden stehe ein Spucknapf. An einem Elfenbeinhaken sei eine Laute aufgehängt. Eine Palette nebst Farbdose (seien ebenfalls vorhanden, ebenso) ein Buch sowie Girlanden aus Amaranthblüten.[60]
   Nicht allzuweit davon befinde sich auf dem Fußboden ein Lager mit einer Kopfstütze; ferner (gebe es) ein Würfelbrett und ein Spielbrett. Außerhalb des (Schlafgemaches sollen) Käfige mit Stubenvögeln hängen. Und abgesondert sei die Stätte für Drechsler- und Schnitzarbeiten sowie für andere Beschäftigungen. Eine gut gepolsterte Gondelschaukel, beschattet, (befinde sich) im Baumgarten, ferner eine aus Estrich geformte, mit Blumen (bedeckte) Sitzbank. Dies sei die Einrichtung des Gebäudes.

5. Nachdem er frühmorgens aufgestanden ist, das ständig zu Tuende erledigt, die Zähne geputzt, in Maßen Salbe, Räucherwerk und Bekränzung genommen, Wachs und

roten Lack aufgetragen, sich im Spiegel das Gesicht beschaut und ein Mittel gegen Mundgeruch sowie Betel genommen hat, gehe er (seinen) Geschäften nach.

6. (Die folgenden Hygieneregeln sind zu beachten:) Ständig[61] ein Bad. Jeden zweiten Tag eine Massage. Jeden dritten Tag ein Schaumbad. Jeden vierten Tag eine Rasur. Jeden fünften oder zehnten Tag Rasur der zusätzlichen (Körperstellen). So (geschehe es), ohne daß (eine dieser Obliegenheiten) ausgelassen wird. Ferner beständig aus den verborgenen (Körper-) Höhlungen die Beseitigung des Schweißes.
7. Am Vormittag wie am Nachmittag (eine) Mahlzeit; (nach Ansicht) des Cārāyaṇa nehme er (die Nachmittagsmahlzeit besser) abends.
8. Im Anschluß an die Mahlzeiten (erfolgen) die Bemühungen, um Papageien und Predigerkrähen das Sprechen zu lehren, (ferner) Wachtel-, Hahnen- und Widderkämpfe sowie diese und jene Kunstspiele.[62] Beschäftigungen in Verbindung mit dem Pīṭhamarda, dem Vidūṣaka und dem Viṭa,[63] außerdem der Mittagsschlaf.
9. Nachdem er sich am Nachmittag fein gemacht hat, (besuche er) gesellige Zusammenkünfte.
10. Und abends (finden) Konzerte (statt). Danach (folge) im geschmückten Schlafzimmer, das vom Wohlgeruch des Räucherwerks durchdrungen ist, zusammen mit Freunden auf der Lagerstatt das Erwarten der Gespielinnen.
11. (Entweder entschließe man sich zum) Entsenden von Botinnen oder zu persönlichem Gehen.
12. Dann (finde) zusammen mit den Freunden die Bewillkommnung der eingetroffenen (Gespielinnen) mit herzerfreuenden Plaudereien und Höflichkeitsbezeigungen (statt).
13. Ist die Kleidung der bei schlechtem Wetter (gekommenen) Gespielinnen durch den Regen durchnäßt, (erfolge) das Wiederherrichten durch ihn selbst, oder die Aufwartung (geschehe) durch die Freundesschar.

Solches ist der (regelmäßige) tägliche und nächtliche Zeitvertreib des Nāgaraka.

14. Gemeinschaftlichen Gottesdienst[64], gesellige Zusammenkunft, Trinkgelage, Gartenspaziergang und gemeinschaftliche Spiele unternehme er.

15. An einem bekannten Tage des Halbmonats oder Monats[65] ist im Tempel der Sarasvatī[66] beständige Zusammenkunft der eingeladenen (Nāgarakas).

16. Und gastierende Barden sollen für sie ein Schauspiel aufführen. Am zweiten Tag sollen diese das als Belohnung festgesetzte (Geld) erhalten. Danach (folge) je nach Wunsch (der Nāgarakas) dieser (Schauspieler erneuter) Auftritt oder (ihre) Entlassung. (Bei Verhinderung durch) einen Unfall (oder) eine Festlichkeit (besteht) für diese (Schauspieler) die Pflicht einer wechselseitigen Übernahme (ihrer Rollen).

17. Für die angekommenen und sich versammelnden (auswärtigen Gäste sind) Ehrung und Beistand (zu gewährleisten).
Dies ist die Regel (für das Verhalten) in Gesellschaft.

18. Damit sind (auch) die Gottesdienste, die diese und jene (andere) Art von Gottheit betreffen, als im Ablauf feststehend (erklärt).

19. Die im Hause einer Freundin oder in einer Versammlungshalle oder in der Wohnstatt des einen oder anderen als an Wissen, Weisheit, Charakter, Vermögen und Alter Gleiche[67] zusammen mit den Freundinnen in entsprechendem Geplauder sich niedergelassen haben, (bilden) eine Gesellschaft.

20. Und dort (findet) ihre gemeinsame Erörterung eines dichterischen Werkes oder die gemeinsame Erörterung eines (anderen) Kunstwerkes (statt).

21. Bei dieser (Geselligkeit) sind die (an Wissen und Rhetorik) glänzenden, von der Welt geliebten (Freundinnen) zu verehren.[68] Und an Lieblichkeit ihnen gleiche (Frauen werden nach Möglichkeit zu solchen Zusammenkünften) herbeigeholt.

22. Trinkgelage (werden) abwechselnd in den Häusern (der Nāgarakas abgehalten).

23. Dort sollen die Freundinnen Met, den Maireya-Rauschtrank[69], Branntwein, Rum zusammen mit mannigfachen Delikatessen – Gesalzenem, Früchten, Salat, Gemüse,

Bitterem, Scharfem, Saurem – servieren und mittrinken.

24. Damit ist (gleichzeitig) erklärt, (wie) ein Ausflug in einen Park (verlaufen soll).

25. Am Vormittag sollen sich die schön geschmückten (Nāgarakas), die die Pferde bestiegen haben, mit den Freundinnen, begleitet von einem Gefolge, (in den Lustpark) begeben. Nachdem sie dort den Tageslauf mit Hahnenkämpfen, Spielen, Schauspielen und (anderen) angenehmen Beschäftigungen verbracht (und sich) die Zeit vertrieben haben, sollen sie am Nachmittag, mit den Zeichen des Gartengenusses versehen,[70] gerade so (wie sie gekommen sind) zurückkehren.

26. Damit ist (gleichzeitig) der Ausflug besprochen, den diejenigen zu Wasserspielen im Sommer (unternehmen), die geräumige Wasserbehälter angelegt haben.

27. (Weitere gemeinschaftliche Zeitvertreibe sind:) Geisternacht[71], Vollmonderwachen[72], Frühlingsfest[73].

28. (Spiele der einzelnen Landesteile sind:) das Pflücken von Mangofrüchten, das Verzehren von gerösteten (Früchten), das Verzehren von Lotusstengeln, das Sproßblatt-Spiel, das Wasserspritzen[74], das Nachahmen mit Puppen, das Wollbaum-Spiel[75], Kadamba[76]-Kämpfe[77]. Diese und jene allgemeinen und (andere nur in einzelnen) Provinzen (bekannten) Spiele sollen sie im Unterschied zu den (gewöhnlichen) Menschen betreiben.

Das sind die Gemeinschaftsspiele.

29. Gemäß den Vermögensumständen eines Alleinstehenden

30. und einer Gaṇikā sowie einer Dame mit Freundinnen und Nāgarakas ist damit dessen Lebenswandel (ebenfalls) gekennzeichnet.[78]

31. Wer aber keinen Reichtum besitzt, nur über den (eigenen) Körper (verfügt), lediglich einen Klappstuhl, Sepia und ein rotgelbes Gewand (sein eigen nennt, der) aus einer ehrbaren Gegend kommt, in den Künsten bewandert ist und durch den Unterricht (in diesen) sich selbst zur Gesellschaft und zu den die Gaṇikās betref-

fenden Angelegenheiten Zugang verschafft, (führt die Bezeichnung) Pīṭhamarda.[79]

32. Wer sein Vermögen (bereits) aufgezehrt hat, (aber) tugendhaft ist, mit der Ehefrau (lebt), bei Gaṇikās und in der Gesellschaft hochgeschätzt wird und davon lebt, (führt die Bezeichnung) Viṭa[80].

33. Wer (nur) einen Teil der (allgemeinen) Bildung besitzt, ein Spaßvogel und (zugleich) vertrauenswürdig ist, (führt die Bezeichnungen) Vidūṣaka[81] oder Spaßmacher.

34. Diese sind für die Gaṇikās und Nāgarakas (gewissermaßen) die Minister, die über Krieg und Frieden zu bestimmen haben.[82]

35. Mit diesen ist (gleichzeitig die Rolle von) kunstgerechten[83] Bettelnonnen, Kahlköpfen, ordinären Weibern und alten Dirnen dargelegt.

36. Nachdem der Dorfbewohner (seine) einsichtsvollen und interessierten Verwandten angefeuert hat, indem er, den Lebenswandel der Nāgarakas schildernd, Neugier (darauf) erzeugt, soll er diesen (Wandel) nachvollziehen. Und er soll gesellige Zusammenkünfte veranstalten. Durch den Umgang soll er die Leute für sich gewinnen. Indem er (ihnen) bei (ihren) Unternehmungen beisteht, soll er sie an sich fesseln und (ihnen) dienlich sein.

Dies ist der Lebenswandel des Nāgaraka.

37. Nicht mit allzu kunstvoller
und nicht mit allzu provinzieller Sprache
die Unterhaltung bei Geselligkeiten führend,
ist man in der Welt hochgeschätzt.

38. Eine Geselligkeit, die der Welt verhaßt ist,
und welche zügellos vor sich geht,
und welche andere verletzt,
diese soll der Weise meiden.

39. Der an eine dem Treiben der Welt zugewandte,
sich ausschließlich mit Spielen beschäftigende
Freundesschar sich anschließende Wissende
erlangt in der Welt Erfolg.

Fünftes Kapitel: *Abhandlung über des Liebhabers Freundinnen und das Amt von (Liebes-) Botinnen*

1. Die Liebe, die in den vier Varṇas[84] dem Stand gemäß und entsprechend den Lehrbüchern einer Frau, die zuvor keinem anderen angehört hat, zugewandt wird, bringt Söhne und Ansehen und ist allgemeiner Brauch.
2. Davon ist das Gegenteil (die Liebesverbindung mit) Frauen von höherem Varṇa und mit solchen, die (schon) mit einem anderen verheiratet sind. Das ist verboten. (Die Liebesverbindung mit) Frauen aus niedrigerem Varṇa, aus dem Varṇa Ausgestoßenen, Prostituierten und wiederverheirateten Witwen ist weder geboten noch verboten, weil sie (ja nur) Lust zum Ziel hat.
3. Dabei (gibt es) drei (Arten von) Freundinnen: das Mädchen, die wiederverheiratete Witwe und die Prostituierte.

4. Von einem anderen Gesichtspunkt aus (gibt es,) selbst wenn sie mit einem anderen verheiratet ist, (noch) eine vierte (Art von Freundinnen), die Pākṣikī, so (lehrt) Goṇikāputra,
5. sofern (der Liebhaber) denkt: „Diese ist eine (erotisch) Ungebundene!"
6. Sie führt einen Wandel, der doch von anderer Seite oftmals beeinträchtigt wurde; also wird ein Gang zu ihr wie der zu einer Prostituierten sein, selbst wenn sie einem höheren Varṇa angehört und keine Tugendverletzung bewirkt: sie (gilt als) Wiederverheiratete.
7. Indem sie früher einem anderen gehört hat, gibt es da kein Bedenken.
8. (Der[85] Liebhaber sagt sich) entweder: „Sie übt auf ihren Gatten, einen großen Herrn, der mit meinem Feind verbündet ist, entschieden Einfluß aus. Wenn sie mit mir verbunden ist, wird sie aus Liebe ihn (von meinem Feind) abwenden."
9. Oder (der Liebhaber sagt sich:) „Sie wird den mir abgeneigten, mächtigen (Gatten), der (mich) unrecht behandeln will, in sein ursprüngliches Wesen wieder einsetzen."

10. Oder (der Liebhaber sagt sich:) „Durch ihre freundliche Unterstützung werde ich die Angelegenheit des Freundes, die Abwehr des Feindes oder eine schwer zu bewerkstelligende Sache vollbringen."

11. Oder (der Liebhaber sagt sich:) „Nachdem ich, verbündet mit ihr, ihren Gatten getötet habe, werde ich so die Herrschaft über sein Vermögen erlangen!"[86]

12. Oder (der Liebhaber sagt sich:) „Gefahrlos ist der Gang zu dieser (Frau) und mit Geldeinkünften verbunden. Und mir sind infolge (meines) Unvermögens die Mittel zum Leben geschwunden. Da werde ich auf diese Weise[87] ihr überaus großes Vermögen mühelos erlangen!"

13. Oder (der Liebhaber sagt sich:) „Meine Schwächen kennend, ist sie in mich heftig verliebt. Sie wird mich, wenn ich mich ihr nicht füge, durch das Ausplaudern (meiner) Fehler zugrunde richten."

14. Oder (der Liebhaber sagt sich:) „Sie wird mich eines nichtbegangenen, (aber) glaubhaften und schwer zu widerlegenden Verbrechens bezichtigen, wodurch mir der Untergang (bereitet) wird."

15. Oder (der Liebhaber sagt sich:) „Sie wird (ihren) einflußreichen, ergebenen Gatten mir abtrünnig machen und (meine) Feinde zusammenschließen."

16. Oder (der Liebhaber sagt sich:) „Sie könnte sich selbst mit diesen (Feinden) verbünden." Oder: „Ihr Gatte ist der Schänder meines Harems; so werde ich, indem ich seine Frauen schände, ihm das heimzahlen!"

17. Oder (der Liebhaber sagt sich:) „Im Auftrag des Königs werde ich dessen drinnen (bei ihr) befindlichen Feind töten."

18. (Oder:) „Die andere, die ich lieben werde, steht unter deren Botmäßigkeit. Mit dieser hier als Brücke werde ich jene erlangen."

19. Oder (der Liebhaber sagt sich:) „Ein unerreichbares, wohlhabendes und schönes Mädchen, das von ihr abhängig ist, wird sie mir zugängig machen."

20. Oder (der Liebhaber sagt sich:) „Mein Feind hat mit ihrem Gatten Einmütigkeit hergestellt. Den werde ich durch sie mit einem (Gift-) Trank in Verbindung bringen."[88]

Aus solchen und anderen Gründen möge er auch die Gattin eines anderen „anmachen“[89].

21. So (geschehe) eine Verwegenheit nicht nur aus Leidenschaft. Das sind die Gründe für das Gehen zu Gattinnen anderer (Männer).

22. Aus eben diesen Gründen ist die fünfte (Art von Freundin) eine mit einem Minister verbundene oder (gar) mit dem König verbundene oder mit einem (anderen Familien-) Mitglied lebende oder irgendeine andere Geschäfte erledigende Witwe, dies (lehrt) Cārāyaṇa.
23. Ebenso (kommt) nach Suvarṇanābha eine Wandernonne als sechste (in Betracht).
24. Nach Ghoṭakamukha (kommen auch) die Tochter einer Gaṇikā oder eine Dienerin, die zuvor keinem anderen angehört haben, als siebte (in Betracht).[90]
25. Nach Gonardīya (kommt auch) eine Jungfrau aus (guter) Familie, die das Kindesalter überschritten hat, wegen des besonderen Verhaltens zu ihr als achte (in Betracht).[90]
26. Wegen des Fehlens einer besonderen Obliegenheit sind diese aber (schon) durch die vorher (genannten Gruppen) gekennzeichnet; deshalb gibt es eben nur vier (Arten von) Freundinnen – so (spricht) Vātsyāyana.

27. Wegen ihrer Verschiedenheit (von den anderen Gruppen gilt) die „dritte Natur“[91] als fünfte (Art von „Freundin“), so (meinen) einige.

28. Doch (für alle Kategorien von Freundinnen gibt es) den einen aller Welt bekannten (Typ des) Liebhabers. Der andere (Typ) dagegen ist der verborgene, weil er auf besondere (geheime Weise etwas) erlangt. (Bei diesem Typ) unterscheide man eine höhere, mittlere und niedere (Art) je nach den Eigenschaften. Die Vorzüge und Nachteile der beiden (Typen) werden wir jedoch (erst) im Hauptteil „Prostitution“ besprechen.

29. Nicht aufzusuchen sind jedoch die folgenden (Frauen-

typen): die Aussätzige, die Geistesgestörte, die Verworfene, die Geheimnisverräterin, die öffentlich sich Feilbietende, eine solche, deren Jugend so gut wie vorüber ist, die gar zu Hell(häutig)e, die gar zu Dunkel(häutig)e, die Übelriechende, die Verwandte, die Freundin (der eigenen Frau), die Wandernonne sowie die Frauen von Verwandten, Freunden, gelehrten Brahmanen und Königen.

30. Eine Frau, die fünf Männer gesehen hat, gehört nicht zu den Nichtaufzusuchenden, so (denken) die Anhänger des Bābhravya.

31. Mit Ausnahme der Frauen von Verwandten, Freunden, gelehrten Brahmanen und Königen – diese (Einschränkung macht) Goṇikāputra.

32. Mit dem zusammen man im Sand gespielt hat, wer einem durch (erwiesene) Unterstützung verbunden ist, wer den gleichen Charakter und die gleichen Neigungen hat, der Studiengefährte, wer von einem die Schwächen und Geheimnisse kennt; von dem man dies selbst kennt; der Sproß der Amme, mit dem zusammen man aufgewachsen ist – (der gilt als) Freund.[92]

33. Von des Vaters Großvater (überkommen),[93] von seinem Wort nicht weichend, keine Wandlungen zeigend, ergeben, beständig, von begierdefreiem Charakter, unbeirrbar, (geheime) Beratungen nicht verbreitend – das ist die Vorzüglichkeit eines Freundes.

34. Wäscher, Haarschneider, Kranzbinder, Parfümhändler, Branntweinhändler, Bettler, Kuhhirten, Betelverkäufer, Goldschmiede, der Pīṭhamarda[94], Viṭa, Vidūṣaka und andere (kommen als Freunde) des Nāgaraka in Betracht. Die Nāgarakas sollen (auch) die Freunde von deren Frauen sein, so (empfiehlt es) Vātsyāyana.

35. Was beiden gemeinsam ist, beiderseits erregend, besonders der Freundin vertrauenerweckend – darin (besteht) das Liebesbotenamt.

36. Scharfsinnigkeit, Couragiertheit, Einsicht in (die Bedeutung) der Gebärden und der äußeren Erscheinung (anderer), Kenntnis des richtigen Zeitpunktes zum Überlisten, Geistesgegenwart, leichtes Begreifen auch

der (jeweils erforderlichen) Mittel – dies sind die Eigenschaften eines Liebesboten.

37. Und dafür gibt es einen Vers:

Ein selbstbewußter, an Freunden reicher, geeigneter,
liebeskundiger, Ort und Zeit berücksichtigender Mann
mag mühelos auch eine (als) unerreichbar
(geltende) Frau bezwingen.

ZWEITER HAUPTTEIL: AUF DEN GESCHLECHTSVERKEHR BEZÜGLICHES

ERSTES KAPITEL: *Art des Geschlechtsverkehrs nach Ausmaß (der Geschlechtsorgane), Zeitpunkt und Dauer; Variationen der Liebe*

1. Rammler, Stier, Hengst – das sind je nach (der Größe) des Geschlechtsteils die Typen der Liebhaber. Die Partnerinnen hingegen sind (vom Typ) Gazelle, Stute und Elefantenkuh.
2. Dabei (gibt es) bei gleichartiger Vereinigung drei gleiche Liebeserlebnisse;
3. bei einer Vertauschung (gibt es) sechs ungleiche. Wenn bei den ungleichen der Mann an Stärke (des Gliedes die Frau) übertrifft, (dann ergeben sich) beim Verkehr von benachbarten (Typen) zwei (Arten von) hohen Liebeserlebnissen. (Beim Verkehr mit einer vom Typ her) entfernten (Frau gibt es) ein einziges, (noch) höheres Liebeserlebnis. Ist es umgekehrt, (so daß die Frau den Mann übertrifft, so ergeben sich beim Verkehr mit einem Mann benachbarter Größe) zwei (Arten von) niederen Liebeserlebnissen, (beim Verkehr mit einem vom Typ her) entfernten (Mann gibt es) ein einziges, (noch) niedrigeres Liebeserlebnis.[95] Bei diesen (Vereinigungen sind) die gleichen die besten. Die beiden durch den Komparativ angedeuteten sind die schlechtesten. Die restlichen sind von mittlerer Güte.

4. Auch beim durchschnittlichen (Liebeserlebnis) ist das mit hoch bezeichnete besser als das mit gering bezeichnete.
Dies sind die neun (Arten von) Liebeserlebnissen gemäß der Größe (der Geschlechtsteile).

5. Wer zum Zeitpunkt der Vereinigung in der Liebe gleichgültig und von geringer Manneskraft ist und Wunden (durch Nägel und Zähne der Frau) nicht verträgt, der ist von geringem Temperament.
6. Dazu stehen im Gegensatz die Mittleren und die Feurigen. So sind auch die Partnerinnen (zu klassifizieren).
7. Auch hier (gibt es) wie bei der Einteilung nach der Größe (der Geschlechtsteile) neun (Arten von) Liebeserlebnissen.[96]

8. Ebenso (gibt es) auch in bezug auf die Zeit (drei Arten) – wenig, durchschnittlich und viel Zeit (benötigende) – Liebhaber.

9. Dabei gibt es einen Streit bezüglich der Frauen.
10. Die Frau erlangt keinen Orgasmus, wie er dem Mann zu eigen ist.[97]
11. Ständig wird ja ihr (libidinöses) Jucken durch den Mann beseitigt.
12. Sie wiederum, wenn sie vom Glück des Selbstgefühls erfüllt ist, erzeugt einen besonderen Saft.[98] In diesem (liegt) für sie die Erkenntnis des Glücks.
13. Da das Liebesgefühl des Mannes und (das der Frau) nicht zu ergründen sind, (ferner) wegen der Unmöglichkeit zu fragen: „Wie ist dein Glücksgefühl?" –
14. wie wird das (also) wahrgenommen?
Wenn nämlich der Mann Befriedigung erlangt hat, hört er nach eigenem Ermessen auf; nicht nimmt er Rücksicht auf die Frau. Aber die Frau (handelt) nicht so. Soweit (die Ansicht des) Auddālaki.[99]

15. Da könnte dieser (Einwand) erfolgen: Von einem langsam (koitierenden) Liebhaber sind die Frauen entzückt; bei einem schnell (zum Ziele kommenden) er-

langen sie keinen Orgasmus; wenn er (dann) aufhört, sind sie verstimmt. Das alles ist ein Kennzeichen des Erlangens oder Nichterlangens des Wollustgefühls.

16. (Doch) so ist das nicht. Denn zur Befriedigung der Wollust ist eine lange Zeit nämlich auch angenehm. Das ist ganz angemessen. Darum ist das in Anbetracht der Zweifelhaftigkeit[100] kein Merkmal.

17. Beim Verkehr wird der Frau durch den Mann
die Libido beseitigt.
Dies, wenn mit Selbstgefühl verbunden,
wird als Glücksgefühl bezeichnet.

18. Ununterbrochen, von Beginn (des Verkehrs) an, empfindet die Frau ein Wollustgefühl, der Mann dagegen nur am Ende. Das ist ganz richtig. Gewiß nicht irrtümlich (heißt es, daß) beim Eintritt des Orgasmus die Empfängnis (stattfindet). So (sprechen) die Anhänger des Bābhravya.

19. Auch hier sind diese beiden keine Zweifelvertreiber.[101]

20. Da könnte dieser (Einwand) erfolgen: Wenn sie ununterbrochen ein Glücksgefühl erlangt, woher kommt dann zu Beginn (des Verkehrs ihre) Gleichgültigkeit und der Mangel an Ausdauer, dann (aber) schrittweise steigende Leidenschaftlichkeit und Rücksichtslosigkeit gegenüber (ihrem eigenen) Körper, und am Schluß das Verlangen nach Beendigung (des Verkehrs)?

21. (Doch) so ist das nicht. Denn bei dem gleichartigen Ingangsetzen einer Töpferscheibe oder eines Kreisels ergibt sich zu Beginn (ebenfalls) eine langsame Geschwindigkeit und dann schrittweise der Höhepunkt der Geschwindigkeit des Drehkörpers. Aus dem Antriebsschwund[102] (entsteht) das Verlangen nach Beendigung. Daher (ist das) kein (stichhaltiger) Einwand.

22. Am[103] Ende der Liebeswonne (ist) Glück für die Männer;
für die Frauen aber ist ununterbrochen Glück.
Durch den Antriebsschwund bedingt,
entsteht der Wunsch nach Beendigung.

23. Wenn also die Deutlichkeit des Geschlechtsgenusses bei der Frau ähnlich wie beim Mann sichtbar wird,

24. wie sollte wohl bei der Gleichheit des Aussehens und indem beide ein und dasselbe Ziel anstreben, eine Verschiedenheit der Wirkung (eintreten)?
25. Aufgrund der Unterschiedlichkeit der Mittel und der Unterschiedlichkeit der Gefühlswelt.
26. Wie aber ist die Unterschiedlichkeit der Mittel (zu erklären)? Aus der Natur. Denn der Mann ist der aktive, die Frau (dagegen der passive) Teil. Auf die eine Weise vollbringt ja der aktive (Teil seine) Tätigkeit, auf eine andere Weise das Objekt.
Daher gibt es infolge der Unterschiedlichkeit der Mittel von Natur auch eine Unterschiedlichkeit der Gefühlswelt. (Indem) der Mann (denkt:) „Ich bin der Angreifer!", wird er befriedigt. (Indem) die Frau (denkt:) „Ich bin die Angegriffene!", (wird sie) dadurch (befriedigt). So (spricht) Vātsyāyana.
27. Da könnte dieser (Einwand) erfolgen. Wenn es eine Unterschiedlichkeit der Mittel gibt, warum soll es da nicht auch eine Unterschiedlichkeit der Wirkung geben? (Doch) das ist nicht so. Begründet ist die Unterschiedlichkeit der Mittel, (und zwar) durch die Unterschiedlichkeit des Handelnden und des Objektes. Eine nicht begründete Unterschiedlichkeit des Resultates wäre unlogisch wegen Fehlens eines Unterschiedes in der Art.[104]
28. Da könnte dieser (Einwand) erfolgen: Nach einer Vereinigung wird durch die Handelnden ein und dieselbe Sache bewerkstelligt. Dagegen sind diese beiden jeder für sich Vollbringer ihrer Sache. Somit ist das unzutreffend.
29. (Doch) das ist nicht so. Das gleichzeitige Vollbringen sieht man ja auch, wie (z. B.) beim Aufeinanderprallen zweier Widder, beim Gegeneinanderwerfen zweier Früchte des Elefantenholzbaumes[105] (oder) beim Kampf zweier Athleten. Wenn (eingewendet wird:) „Da ist kein Unterschied der Handelnden!", (so ist das richtig, aber es gibt auch) keinen Unterschied in der Sache selbst.[106] Die Unterschiedlichkeit der Mittel aber (bei Mann und Frau kommt) von Natur: das ist vorhin festgestellt worden. Dennoch (gibt es) für beide auch das Erlangen einer ähnlichen Wonne.

30. Da es keinen Unterschied der Gattung (gibt),
wird beiden Partnern
eine ähnliche Wonne zuteil.
Dennoch bemühe man sich bei der Frau,
daß sie zuerst die Liebeswonne erlangt.

31. Wegen der offensichtlichen Ähnlichkeit (ergeben sich) auch in bezug auf die Zeitdauer, wie bei (der Einteilung nach) der Größe, neun (Arten von) Liebesgenüssen.

32. Körperliche Lust, geistige Lust, Liebe, Zuneigung, Leidenschaft, Erguß und Höhepunkt sind die Arten der Wollust. Berührung, körperliche Vereinigung, Geheimnis (vor den übrigen Menschen), Beischlaf und (Wollust-) Rausch sind die Erscheinungsformen des Geschlechtsaktes.

33. Da von den nach Größe, Zeitdauer und Intensität sich ergebenden Beischlafmöglichkeiten jede einzelne neunfach ist, so kann man bei deren Kombination die Zahl der Wollustarten nicht angeben, weil sie gar zu groß ist.[107]

34. Bei diesen wende man nach eigenem Ermessen die (jeweils geeigneten) Methoden an, so (rät) Vātsyāyana.

35. Beim ersten Zusammensein sind Feurigkeit und kurze Dauer (bezeichnend für) den Mann. Umgekehrt ist es bei späterem Zusammensein. Wiederum umgekehrt ist das bei der Frau – bis zur Erschöpfung des Stoffes.[108]

36. Vor der Erschöpfung des Stoffes der Frau (erfolgt) die Erschöpfung des Stoffes des Mannes, besagt eine Redensart.[109]

37. Die von Natur zarten Frauen
erlangen eben durch Reiben
schnell Befriedigung,
so haben die Lehrer festgestellt.

38. Nur soweit ist für die Gebildeten
das auf den Geschlechtsverkehr Bezügliche
dargelegt worden.
Für die Unerfahrenen wird zum Zweck der
Erkenntnis
nun eine ausführliche Darlegung vorgetragen.

39. Je nach wiederholter Beschäftigung und Selbstgefühl [110],
ferner auch nach dem Vertrautsein
wie nach der Wahrnehmung erkennen die Wissenden
die Liebe als von vierfacher Art.

40. Aus Worten usw. hervorgegangene (Liebe),
die durch wiederholte Ausübung (bestimmter) Tätigkeiten gekennzeichnet ist,
(eine solche) ist als Liebe zu einer Beschäftigung aufzufassen,
wie zur Jagd und anderen Betätigungen.

41. Die Liebe zu Tätigkeiten, die vorher nicht studiert wurden
(und) nicht mit dem Objekt verbunden sind,
sondern die aus der Phantasie hervorgehen,
diese gelten als Selbstgefühl dem Wesen nach.

42. Am Mundverkehr des Eunuchen
wie auch der Frau,
an diesen und jenen Tätigkeiten,
am Küssen usw. erkenne man sie.

43. „Er ist es und kein anderer!“
Wenn es so heißt, wie bei einer früheren Ursache der Liebe,
so wird dies von den Kundigen der Lehre bezeichnet
als Liebe, deren Wesen das Vertrauen ist.

44. Die sinnlich wahrnehmbare, der Welt bekannte
Liebe ist die auf ein Objekt bezogene.
Sie ergibt die vorzüglichsten Früchte;
sie (umfaßt) auch die Bedeutung der anderen (drei Arten).

45. Nachdem man die (Arten von) Liebe geprüft hat
dem Lehrbuch gemäß, wie sie im Lehrbuch gekennzeichnet wurden,
soll man, je nachdem sie sich ergibt,
in der (richtigen) Art vorgehen.

1. Zum Geschlechtsverkehr wird vierundsechzigerlei gezählt, da es um 64 Kapitel geht.
2. Eben dieses Lehrbuch ist diese Vierundsechzigerzahl, so (lautet) die Rede der Lehrer.
3. Wegen der Vierundsechzigerzahl der Künste und ihrer Zugehörigkeit zum Geschlechtsverkehr (heißt) die Gesamtheit der Künste die Vierundsechzig[111], zumal auch die zehngeteilte Ṛgveda-Sammlung (so) genannt wird und weil auch hier ein Zusammenhang mit diesem Begriff gegeben ist.[112] Auch wegen des Zusammenhanges mit Pančāla ist von den Ṛgveda-Kennern ehrenhalber diese Bezeichnung verwendet worden, (sagen) einige.[113]
4. Infolge der achtfachen Unterschiedlichkeit der acht (erotischen Stufen) – Umarmungen, Küsse, Beibringen von Kratzspuren und Bißmalen, körperliche Vereinigung, Ausstoßen von Lauten, Rollenwechsel und Mundverkehr – gibt es achtmal acht, also 64 (Kombinationen, sagen) die Anhänger des Bābhravya.

5. Vātsyāyana (dagegen) sagt: Da von den acht verschiedenen Stufen (einige) mehr, (andere) weniger (als acht Kennzeichen) zeigen, und da hier auch der Eintritt anderer Stufen, wie Sadismus, Aufschreien (der Frau bei sadistischen Handlungen des Mannes), spezielle Bewegungen des Gliedes in der Scheide, Geschlechtsverkehr im Stehen usw., (stattfindet, wird die Zahl 64 nur als Symbol verwendet,) wie (etwa) „Siebenblätterbaum" (oder) „Fünffarbenopferspende".

6. Da (gibt es) für die beiden, die noch nicht (sexuell) zusammengekommen sind, zum Darlegen eines Zeichens der Zuneigung vier Arten von Umarmungen: die berührende, die durchbohrende, die reibende, die pressende.
7. Überall ist bereits durch die Bezeichnung die nähere Bestimmung des Tuns (gegeben).
8. Die Berührung des Körpers der ins Blickfeld getretenen zu Erobernden, an die man unter einem anderen

Vorwand herantritt, mit dem (eigenen) Körper ist die berührende Umarmung.[114]

9. Den abseits von den Menschen stehenden oder sitzenden zu Erobernden soll sie, indem sie (angeblich) nach etwas greift, mit dem Busen „durchbohren". Der Liebhaber soll sie seinerseits festhalten, indem er sie drückt. Das ist die durchbohrende Umarmung.
10. Diese beiden (Arten von) Umarmungen (finden statt), wenn zwischen beiden (Liebenden noch) kein ausführliches Gespräch (möglich war).
11. Wenn beide in der Dunkelheit, im Menschengedränge oder in menschenleerer Gegend langsam (miteinander) gehend, nicht allzu kurze Zeit die Körper aneinanderreiben, so ist dies die reibende Umarmung.
12. Wenn er sie dabei (wie) in einer Klammer gegen eine Mauer oder eine Säule fest preßt, so ist dies die pressende Umarmung.
13. Diese beiden (Umarmungen finden statt), wenn die beiden (Liebenden) ihre gegenseitigen Gefühle (schon) kennen.
14. Das „Lianenschlingen", das „Baumerklettern", „Sesam und Reis", „Milch und Wasser" – dies sind die vier (Umarmungen) während des Geschlechtsverkehrs.
15. Wie eine Liane den Śāla[115] umschlingend, soll sie, um ihn zu küssen, das Gesicht hinabneigen. Oder sie soll, nachdem sie ihn aufgerichtet hat, mit leisem sīt-Laut[116], an ihn gelehnt, ihn etwas liebevoll ansehen. Das ist das „Lianenschlingen".
16. Wenn sie mit dem einen Fuß auf den Fuß (des Liebhabers) tritt und mit dem anderen (Fuß) auf die Schenkelgegend steigt oder (ihn damit) umschlingt, wobei sie seinen Rücken mit dem einen Arm berührt und mit dem anderen (seine) Schulter hinunterbeugt, und mit kurzem, leisem sīt-Laut und Gezwitscher um eines Kusses willen hinaufklettern will, so ist dies das „Baumerklettern".
17. Diese beiden (Umarmungen finden als) Tätigkeit im Stehen (statt).
18. Nachdem sie sich auf das Bett begeben haben, sollen sich die beiden unter Vertauschen der Schenkel und unter Vertauschen der Arme so eng wie nur möglich umarmen.[117] Das ist „Sesam und Reis".

19. Wenn beide vor Leidenschaft blind und ohne auf Schmerzen zu achten, gleichsam ineinander eindringen, indem sie auf seinen Schoß gekommen ist und ihm zugewandt (dort) oder auf dem Bett sitzt, so ist das „Milch und Wasser".
20. Diese beiden (Umarmungen finden) zur Zeit der Leidenschaft (statt).
21. Dies ist die Praxis der Umarmungen bei den Bābhravya-Anhängern.

22. Suvarṇanābha aber hat außerdem eine Vielzahl von Umarmungen, bei denen (jeweils) ein Körperteil (wechselseitig) liebkost wird.
23. Wenn man da mit den Schenkeln als Klammer einen Schenkel oder beide Schenkel (des Partners) mit aller Kraft preßt, so ist dies die Schenkelumarmung.
24. Mit (ihrer) Schamgegend (seine) Schamgegend pressend, das Haupthaar gelöst, soll sie, um Kratzer, Bisse, Schläge und Küsse anzubringen, auf ihn steigen. Das ist die Schamgegendumarmung.
25. Beide Brüste an (seine) Brust drängend, soll sie dorthin die Last (ihres Busens) legen. Das ist die Brüsteumarmung.
26. Mit dem Mund am Mund, mit dem Auge am Auge haftend, stoße sie mit der Stirn auf die Stirn. Das ist die Stirnumarmung.
27. Auch das Massieren (sei) eine Form der Umarmung, meinen einige, wegen der (dabei stattfindenden) Berührung.
28. Weil es nur zu besonderen Zeiten geschieht, einen (von einer Umarmung) verschiedenen Zweck verfolgt und nicht (beiden Partnern) gemeinsam ist, sagt Vātsyāyana dazu: „Nein!"

29. Bei denen, welche fragen oder hören
oder auch davon erzählen, (nämlich)
vom vollständigen Regelwerk der Umarmungen,
bei (diesen) Männern entsteht Wollustverlangen.

30. Aber auch die (hier) nicht gelehrten,
zum Geschlechtsverkehr gehörenden, die
Leidenschaft mehrenden
(Umarmungen) sind hier mit Achtsamkeit

als zum Geschlechtsverkehr gehörig
anzuwenden.

31. Der Bereich der Lehrbücher erstreckt sich (nur auf die),
die Menschen von geringer Leidenschaft sind.
Aber hat das Rad der Wollust sich in Bewegung gesetzt,
dann gilt kein Lehrbuch mehr und keine Reihenfolge.

Drittes Kapitel: *Möglichkeiten des Küssens*

1. Für Küsse, Nägel- und Zahnspuren gibt es kein Vorher und kein Nachher[118] wegen des Austeilens in Ekstase. Meistens werden sie vor dem Geschlechtsakt ausgeteilt, (dagegen) geschieht das Austeilen von Schlägen und (das Hervorbringen von) sīt-Lauten während des Verkehrs.
2. Alles (kann) überall (erfolgen), weil die Leidenschaft ohne Rücksicht ist. So (urteilt) Vātsyāyana.

3. Diese (Küsse usw.) soll man bei einer (sexuell noch) unbefangenen Frau während des ersten Zusammenseins nicht allzu heftig und mit einer (gewissen) Abwechslung anwenden, da solches dem Wesen der Leidenschaft entspricht. Danach (jedoch) mit großer Eile und besonderer Häufung, um die Leidenschaft (der Frau) zu entflammen.[119]
4. Man küßt auf die Stirn, die Locken, die Wangen, die Augen, die Brust[120], den Busen, die Lippen und in die Mundhöhle.
5. Die Bewohner von Lāṭa[121] (küssen auch) die Verbindungsstelle der Schenkel, die Achselhöhlen und den Schamhügel.
6. Je nach Leidenschaft und Landessitte (gibt es für Küsse) diese und jene Stellen, aber nicht jede Stelle ist jedem erlaubt, (lehrt) Vātsyāyana.

7. Der gemessene, der pochende und der stoßende – dies sind die drei Küsse eines Mädchens.

8. Wenn sie mit Kraftanwendung dazu gebracht, den Mund auf (seinen) Mund legt, aber (dabei die Lippen) nicht bewegt, so ist dies der gemessene Kuß.
9. Wenn sie die in (ihren) Mund eingeführte Lippe (des Mannes) – die (eigene) Scham etwas beiseite lassend – zu fassen versucht und mit der Unterlippe zuckt, mit der Oberlippe (aber dazu) nicht imstande ist, so ist dies der pochende Kuß.
10. Wenn sie ein wenig (des Mannes Lippen) umfaßt, die Augen geschlossen (hält), mit der Hand seine Augen bedeckt und mit der Zungenspitze zustößt, so ist dies der stoßende Kuß.

11. Andere (gliedern die Küsse folgendermaßen) vierfach: der direkte, schräge, umherirrende, pressende (Kuß).
12. Die Finger zu einer Rundung gekrümmt, soll man, ohne beim Kuß zu beißen, die Lippenrundung (mit ihnen) zusammendrücken; dies ist als zusammendrückender Kuß eine fünfte Art (des Küssens).
13. Hierbei soll man sein Spiel treiben:
14. Wer es schafft, als erster die Unterlippe (des Partners zu fassen), ist dabei der Sieger.
15. Wenn sie dabei besiegt wird, soll sie schluchzend[122] (ihre) Hand schütteln, (den Mann) wegschubsen, beißen, sich wegdrehen und, wenn mit Gewalt gepackt, (das Ergebnis des Kampfes) abstreiten und sprechen: „Noch einmal soll das Spiel sein!" Wird sie auch dann besiegt, soll sie sich (mit dem Schubsen usw.) doppelt so sehr anstrengen.
16. Wenn sie des unvorbereiteten oder abgelenkten (Mannes) Unterlippe ergriffen hat und der zwischen die Zähne geratenen (Lippe) keinen Ausweg läßt, soll sie lachen, aufschreien[123], drohen, hüpfen, rufen[124], tanzen, und mit einem Gesicht, in welchem die Augenbrauen zucken und die Augen rollen, soll sie auflachend dieses und jenes sagen.
Das ist der Kußspielstreit.

17. Damit sind die koketten Streitigkeiten (auch) beim (Anbringen von) Nägel- und Zahnspuren sowie beim Schlagen (erklärt).[125]

18. Aber nur für zwei (Liebende) von feurigem Temperament[126] ist das Anwenden dieser (Spiele anzuraten), da sie von ihrem Wesen sind.
19. Wenn sie (ihn) küßt, soll er wiederum (ihre) Oberlippe fassen. Das ist der obere Kuß.
20. Mit der Lippe als Klammer beide Lippen (des Partners) umfassend, (so) küsse man auch. Das ist der gerundete Kuß bei der Frau; oder auch beim Mann (kann ihn die Frau ausführen), wenn er noch keine Merkmale der Pubertät (d. h. keinen Bart) trägt.
21. Wenn hierbei der andere mit der Zunge an ihre Zähne stößt oder auch an ihren Gaumen oder die Zunge, so ist dies ein Zungenkampf.
22. Damit ist auch das mit Gewalt (erfolgende) Ergreifen und das Darbieten des Mundes und der Zähne erläutert.

23. Auf den übrigen Körperteilen (sei) der Kuß von (normalem) Gleichmaß, gepreßt, leicht[127] und (besonders) sanft – je nach Art der Anwendung auf der jeweiligen Körperstelle.[128]
24. Der aus eigenem Antrieb (gegebene) Kuß (einer Frau), die das Antlitz (des) schlafenden (Liebhabers) betrachtet, (heißt) „Entflammen der Leidenschaft".
25. Der einem zerstreuten, streitenden oder sonstwie abgelenkten oder auf Schlaf eingestellten (Liebhaber) mit der Absicht, den Schlaf zu vertreiben, (gegebene Kuß heißt) „der antreibende".
26. Der vom spät nachts kommenden (Liebhaber) der im Bett schlafenden (Frau) aus eigenem Antrieb (gegebene) Kuß (heißt) „der erweckende".
27. Doch auch sie, die seine Gefühle kennenlernen will, mag sich, nachdem sie die Ankunftszeit des Liebhabers erfahren hat, schlafend stellen.
28. Das Küssen des Abbildes der Angebeteten im Spiegel, an der Wand oder im Wasser ist ein Tun, das den Zweck hat, das (eigene verliebte) Wesen zu zeigen.
29. Das Küssen eines Knaben, eines Gemäldes oder eines Bildes (heißt) „der übertragene"[129] (Kuß; diese Bezeichnung gilt) auch für eine (entsprechende) Umarmung.
30. Ebenso (symbolisch ist) in der Nacht, bei einem Schau-

spiel oder bei einem Treffen der Verwandten das Fingerküssen der Geliebten durch den dicht (neben ihr) weilenden Verehrer oder das Küssen (ihrer) Zehen durch den (bei ihr) sitzenden.

31. Aber von einer Masseuse, die den Geliebten (ihre Gefühle) erkennen läßt[130] und die, (scheinbar) vom Schlaf überwältigt, gleichsam willenlos auf (seine) Schenkel den Mund legt, ist der Kuß auf die Schenkel (zu den) „herausfordernden" (Küssen zu zählen).

32. Und dazu gibt es einen Vers:

Was getan wurde, erwidere man mit einer Tat,
(etwa) einen Schlag mit einem Schlag,
und aus eben diesem Grund
einen Kuß mit einem Kuß.

VIERTES KAPITEL: *Arten der Fingernagelspuren*

1. Beim Anwachsen der Ekstase (erfolgt) das Kratzen mit den Fingernägeln, das dem Wesen nach ein Reiben (der Haut des Partners ist).
2. Seine Anwendung (geschieht) bei der ersten Vereinigung, bei der Rückkunft von einer Reise, beim Aufbruch zu einer Reise, wenn die erzürnte (Frau) besänftigt wird und bei einer Betrunkenen. (Das Kratzen darf) nicht ständig (geschehen, wenn die beiden Partner) nicht von feurigem Temperament sind.
3. Ebenso ist es (beim Anbringen) von Zahnspuren, weil dies von gleichem Wesen ist.
4. Das (Nägelkratzen) ist der Form nach von achtfacher Art: Diskus, Halbmond, Kreis, Linie, Tigerkralle, Pfauenfuß, Hasensprung, Lotusblatt.
5. Die Achselhöhlen, die Brüste, der Hals, der Rücken, die Schamgegend[131] und die Schenkel sind die (zum Kratzen geeigneten) Stellen.
6. Von denjenigen, bei welchen das Rad der Wollust in Bewegung gekommen ist, wird eine (geeignete) oder eine nicht (geeignete) Stelle nicht (mehr) gekannt, so (denkt) Suvarṇanābha.

7. Hierbei sollen die Nägel der beiden feurigen (Partner) an der linken Hand frisch zugespitzt sein, (und zwar) in zwei bis drei Spitzen.
8. Die Vorzüge von Nägeln (sollen sein): mit einem Streifen versehen, von ebener (Oberfläche), glänzend, nicht schmutzig, frei von Rillen, gut gewachsen, weich, von geschmeidigem Aussehen.
9. Lange Nägel, die die Hand schmücken und bei deren Anblick das Gemüt der Frauen ergriffen wird, soll es bei den Gauḍas[132] geben.
10. Kurze (Nägel), die die Tätigkeit (des Kratzens) aushalten und die nach Belieben zur Ausübung der Spielarten (des Kratzens) dienen, haben die im Süden wohnenden (Völker).
11. Mittlere, beide (Vorzüge, d. h. lange wie kurze Nägel) besitzen die Bewohner von Mahārāṣṭra[133].

12. Das Diskusmal[134] (entsteht), wenn mit den eng aneinander gelegten (Nägeln) in der Kinngegend, an den Brüsten oder der Unterlippe eine leichte (Bewegung) ausgeführt wird, ohne daß eine Ritzung entsteht, (sondern,) hervorgerufen durch die bloße Berührung, sich die Körperhärchen sträuben, und wenn durch das Anschlagen[135] ein Laut erzeugt wird.
13. Diese Art des Kratzens wird bei der zu erobernden (Frau) während des Massierens ihrer Gliedmaßen angewendet, beim Kratzen des Kopfes, beim Setzen von Quaddeln (in die Haut), beim Aufregen, beim Erschrecken.
14. Das Halbmondmal (entsteht) beim Anbringen einer krummen Nägelspur am Hals und auf der Wölbung der Brüste.
15. Eben davon zwei, die einander zugekehrt sind, (bilden) das Kreismal.
16. Auf dem Schamhügel, an Lenden und Leisten (erfolgt) seine Anwendung.
17. An allen Stellen kann das nicht übermäßig lange Linienmal (angebracht werden).
18. (Ist) eben diese (Linie) gekrümmt (und reicht sie) bis zur Brustwarze, (so heißt dieses Mal) die Tigerkralle.
19. Eine mit den fünf gegenüberstehenden (Fingernägeln

eingeritzte) Linie, die auf die Brustwarze zuläuft, (heißt) Pfauenfuß.

20. Diese (Pfauenfußspuren) an der Brustwarze einer für (ihre Künste) beim Geschlechtsverkehr berühmten (Frau) als eng beieinander liegende Fünfnägelspuren (angebracht, führen die Bezeichnung) Hasensprung.
21. (Ein) auf der Busenwölbung und auf der Gürtellinie in Form eines Lotusblattes (angebrachtes Nägelmal heißt) Lotusblatt.
22. Auf den Schenkeln und auf der Busenwölbung werden von dem sich auf Reisen begebenden (Geliebten) als „Erinnerungsmal" vier oder drei Linien angebracht. Dies sind die Taten der Nägel.

23. Man kann auch noch andere Arten von (Kratzspur-) Formen ausführen.[136]
24. „Wer kann angesichts der unendlichen Zahl der Spielarten, der Endlosigkeit der der Geschicklichkeit (sich bietenden) Möglichkeiten, der ständigen Ausübbarkeit und der Leidenschaftswesenheit des Wundkratzens alle Arten überblicken?", so (fragen) die Lehrer.
25. Es gibt ja auch in der Leidenschaft das Berücksichtigen der Mannigfaltigkeit. Und durch Mannigfaltigkeit ist gegenseitig Leidenschaft hervorzubringen. Mit Mannigfaltigkeit begabte Gaṇikās und deren Liebhaber sollen sich gegenseitig erstreben. Denn auch in den Lehrbüchern über Waffenkunde, wie z. B. über den Pfeilschuß usw., wird Mannigfaltigkeit als notwendig betrachtet – wie dann erst hier! So (spricht) Vātsyāyana.

26. Allerdings soll man bei Frauen, die mit einem anderen verheiratet sind, nicht so (mit Nägelspuren) verfahren. An ihren verborgenen Stellen mag man zur Erinnerung und zur Steigerung der Leidenschaft besondere (Male anbringen).

27. Bei einer die Nägelmale an ihren geheimen
Stellen gewahrenden Frau
wird auch eine seit langem aufgegebene
Liebe (wieder) jung und frisch.

28. Wenn seit langem die Leidenschaften
aufgegeben sind,

würde die Liebe in Verfall geraten –
gäbe es nicht die Nägelnarbe,
die an die Stätte der Leidenschaft erinnert.

29. Wer eine junge Frau von fern gewahrt,
deren Busen von Nägeln gekennzeichnet ist,
beim dem entstehen selbst als Fremdem
Hochachtung und Leidenschaft.

30. Und wenn ein Mann an den betreffenden Stellen
mit Nägelmalen gekennzeichnet ist,
wird auch der starre Sinn einer Frau
gewöhnlich ins Wanken gebracht.

31. Kein anderes, geeigneteres Mittel gibt es
zur Mehrung der Leidenschaft
als das Ausführen der von Nägeln
und Zähnen vollbrachten Taten.

Fünftes Kapitel: *Spielarten von Bißspuren; Verhaltensweisen von Frauen aus den einzelnen Provinzen; Arten des dort geübten Geschlechtsverkehrs*

1. Mit Ausnahme von Oberlippe, Mundhöhle und Auge sind die für das Aufritzen mit den Zähnen (in Betracht kommenden) Stellen (die gleichen) wie beim Küssen.
2. Die Vorzüge von Zähnen (sollen sein): gleichmäßig, von glatter Oberfläche, gleichmäßiger Färbung, rechtem Maß, lückenlos, scharfspitzig.
3. Mängel (bei Zähnen sind): stumpf, aus der Reihe herausstehend, rauh, ungleichmäßig, weich, breit, auseinanderstehend.
4. Die Arten der Zahnwunden sind: der versteckte, der geschwollene, der Punktbiß, die Punktgirlande, der Korallenstein, die Juwelenkette, der Wolkenriß und das Eberknabbern.
5. An der nicht übermäßig roten, bloß (der Haut entsprechenden) Farbe ist der versteckte (Biß) zu erkennen.[137]
6. Aus dem Zudrücken (bei diesem Biß wird) der „geschwollene".

7. Diese beiden (werden) auf der Mitte der Unterlippe zum Punkt.
8. Der „geschwollene“ Biß und der „Korallenstein“ (können auch) auf der Wange (angebracht werden).
9. Der Kuß des Ohrschmucks (sowie) Nagel- und Zahnmale sind Zierden der linken Wange.
10. Durch das Anbringen eines andauernden Zusammenschlusses von Zahn und Lippe[138] kommt es zum „Korallenstein“.
11. Diese (Art, aber) als Ganzes (zusammenhängend, bewirkt auch) die „Juwelenkette“.
12. Der „Punktbiß“ entsteht (durch das Packen) eines kleinen Stückes Haut mit zwei zangenartig (wirkenden) Zähnen.
13. Und (wenn dazu) alle (Zähne gebraucht werden, entsteht) die „Punktgirlande“.
14. Daher auch sind (beide Girlanden) am Hals, in den Achselhöhlen und in der Leistengegend anzubringen,
15. auf der Stirn und den Schenkeln (aber nur) die „Punktgirlande“.
16. Der „Wolkenriß“ ist gewissermaßen eine Kreisscheibe, versehen mit ungleichen Zacken, auf der Brustwölbung.
17. Das „Eberknabbern“ (besteht in) dicht gedrängten, recht langen und zahlreichen Zahnspuren mit dunkelroten Zwischenräumen; (angebracht werden sie) nur auf der Brustwölbung.
18. (Anwendung der letzteren) beiden nur bei zwei (Liebenden) von feurigem Temperament.
Dies sind die Zahnwunden.

19. Bei einem Stirnzeichen, Ohrschmuck, Blumendiadem, Betelblatt und Tamāla[139]-Blatt, die der zu gewinnenden Freundin gebracht werden, haben Nagel- und Zahnmale usw. werbenden Charakter.

20. Nach der Eigenheit des (betreffenden) Landes werbe man um die Frauen.
21. Die Frauen von Madhyadeśa[140], die vorwiegend arisch sind, führen einen lauteren Wandel und verabscheuen Küsse, Nägel- und Zahnspuren,

22. ebenfalls die Bewohnerinnen des Bāhlīka[141]-Landes und von Avantī[142];
23. doch haben diese eine Neigung zu außergewöhnlichen Wollustäußerungen.
24. Am meisten erfreuen die Frauen von Mālava[143] und Ābhīra[144] Umarmungen, Küsse und Schwellungen durch Nägel und Zähne, doch keine Wunden; durch Schläge sind sie zu gewinnen.
25. Die Bewohnerinnen des Zwischenstromlandes mit dem Indus als sechstem (Fluß)[145] haben die Gewohnheit des Mundverkehrs.
26. Von feurigem Temperament sind die Frauen an der Westgrenze und in Lāṭa[121]; sie machen leise sīt.
27. (Die Frauen) in Strīrājya[146] und Kosala[147] brauchen, von wilder Leidenschaft wie sie sind, harte Schläge ; außerdem schätzen sie einen Dildo[148].
28. Die Frauen von Andhra[149] sind von Natur aus zart, lieben die Wollust, finden (aber) an Unsauberem Gefallen und sind von schlechtem Wandel.
29. Die Frauen von Mahārāṣṭra[133] geraten durch Anwenden der Gesamtheit der 64 (Künste) in Leidenschaft, lieben unanständige, grobe Reden; im Bett beginnen sie ungestüm.
30. Von ebendieser Art sind die Frauen von Nagara[150]; sie zeigen es (aber) nur insgeheim.
31. Auch intensiv (mit dem Finger) gerieben, werden die Frauen aus dem Draviḍa[151]-Land (nur) ganz langsam feucht.
32. Die Frauen von Vanavāsa[152] sind von mittlerem Temperament, ertragen alles, verhüllen ihre Gliedmaßen, lachen über die Gliedmaßen anderer und meiden Tadelnswertes, Unanständiges, Grobes.
33. Die Frauen von Gauḍa[132] sprechen sanft, sind voller Verliebtheit und haben zarte Gliedmaßen.

34. Entscheidender als die Eigenheit des Landes ist die Eigenheit des Charakters, so (urteilt) Suvarṇanābha. Es zählen da also keine (besonderen) Landesbräuche.
35. Im Laufe der Zeit gehen außerdem die Bräuche, Moden und Spiele von einem Land auf das andere über; das sollte man wissen.

36. Von den Umarmungen usw. (Küssen, Kratzspuren, Bißwunden, Schlägen und vom Ausstoßen des Lautes sīt dient) das jeweils Voranstehende dem (stärkeren) Wachstum der Leidenschaft, (während) das jeweils Folgende an Mannigfaltigkeit (gewinnt).

37. Was ein Mann, der (daran) gehindert werden (soll),
an Wunden (der Frau) beibringt,
das möge sie, ohne es zu dulden,
in doppeltem Maß zurückerstatten.
38. Des „Punktes" Vergeltung ist die „Girlande",
für die „Girlande" ist es der „Wolkenriß".
So, gewissermaßen zornerfüllt,
soll sie bei Streitigkeiten erwidern.
39. Nachdem sie ihn mit einem Griff ins Haupthaar aufgerichtet hat,
möge sie dann seinen Mund trinken.
(An ihn) geschmiegt, möge sie (ihn) beißen
da und dort, die von Liebesrausch Getriebene.
40. Den Kopf (des Mannes) emporhebend,
an die Brust des Geliebten gelehnt,
soll sie am Hals die „Juwelenkette" anbringen
und was sie anderes noch kennt.
41. Über das am Tage in der Menschenmenge
vom Verehrer zur Schau gestellte Zeichen
(von Bissen), das selbst sie beigebracht,
lache sie, (doch) unbemerkt von anderen.
42. Den Mund spitz machend und
gleichsam den Liebhaber tadelnd,
soll sie die Male an ihrem Körper
– als wäre es gegen ihren Willen – zeigen.
43. Wenn in gegenseitigem Einvernehmen
solcherart von beiden schamhaft (gelebt wird),
wird auch nach hundert Jahren
die Liebe niemals schwinden.

1. Zum Zeitpunkt der Leidenschaft lege sich die Gazellen-Frau[153] beim ausgezeichnet übereinstimmenden Verkehr[154] (so), daß sie die Scheide gleichsam weitet.
2. Eine Elefanten-Frau (lege sich dagegen) beim Verkehr von geringer Übereinstimmung (so, daß sie die Scheide) gleichsam verengt.
3. Wo der Verkehr übereinstimmend ist, da (liege die Frau) flach auf dem Rücken (ohne die Beine zu spreizen oder aneinanderzupressen).
4. Durch diese beiden (Regeln ist auch das Verhalten der) Stuten-Frau gekennzeichnet.
5. Dort (beim Verkehr) soll (die Frau) mit der Scheide den Liebhaber (in sich) aufnehmen.
6. Künstliche Mittel[155] (verwende man) besonders beim Verkehr mit niederer Übereinstimmung.

7. Für die Gazellen-Frau (gibt es) gewöhnlich eine Dreizahl (von Stellungen): die „aufgeblühte", die „klaffende" und die „Indra-Gattin"[156].
8. Den oberen Teil (des Körpers) hinuntergesenkt, die Schamgegend hoch erhoben, (das ist) die „aufgeblühte" (Stellung).
9. Dort lasse er einen Spielraum.[157]
10. Mit nicht gesenkten (d. h. aufgestellten) und weit gespreizten Schenkeln empfange sie (den Mann), das ist die „klaffende" Stellung.
11. Auf gleiche Weise stelle sie die Schenkel zu beiden Seiten (des Mannes) und ziehe auf beiden Seiten die Knie an. Das Erlernen dieser „Indra-Gattin"-Stellung (geschieht) durch Übung.
12. Auf diese Weise (erfolge) auch die Ausübung des Verkehrs höheren Grades.
13. Beim Verkehr niederen Grades (erfolge) die Ausübung in Form der (geschlossenen) „Schale".
14. Auf diese Weise verhält sich beim Verkehr noch niedrigeren Grades (mit einem Rammler-Mann) die Elefanten-Frau.
15. (Ihre) Stellungen sind: „Schale", „pressende", „umhüllende", „Stute".

16. Wenn von beiden (Partnern) beide Beine gerade gestreckt sind, so ist dies die „Schale".
17. Diese („Schale") ist von zweierlei Art: in der Seitenlage und in der Rückenlage, abhängig davon, wie es (gerade) geschieht.
18. Wenn aber er auf der Seite liegt, dann soll die Frau auf ihrer rechten Seite liegen; das ist allgemein üblich.
19. Wenn (die Frau) nach dem Einführen wie bei der „Schale" ihre Schenkel fest zusammenpreßt, so ist dies die „pressende" Stellung.
20. Wenn (die Frau in der „pressenden" Stellung) ihre Schenkel übereinanderschlägt (und verschränkt, so entsteht) die „umhüllende" Stellung.
21. Wenn (die Frau) wie eine Stute (das Glied unbeweglich) festhält, so ist dies die (nur) durch Übung (zu erlernende) „Stuten"-Stellung[158].
22. Diese (Stellung wird) besonders bei den Andhra[149]-Frauen (ausgeübt). – Dies sind die von den Babhravya-Anhängern (gelehrten) Beischlafstellungen.

23. Aber nach Suvarṇanābha
24. gibt es außerdem die „gekrümmte" Stellung: beide Schenkel (der Frau) sind aufgestellt.
25. Wenn der Liebhaber ihre Beine (über seine Schulter) hochlegt, (ergibt sich) eine „klaffende" Stellung.
26. Wenn (der Mann ihre Beine) beugt (und gegen seine Brust drückt), so ist dies eine „drückende" Stellung.
27. Wenn dabei das eine (Bein) gestreckt bleibt, so ist dies die „halbdrückende" Stellung.
28. Wenn ein (Bein) auf der Schulter des Liebhabers (ruht, das) andere ausgestreckt ist, und darin immer wieder abgewechselt wird, so ist dies das „Bambusspalten".
29. Wenn das eine Bein oberhalb des Kopfes (der Frau zu liegen) kommt und das andere ausgestreckt ist, so ist dies das (nur) durch Übung (zu erlernende) „Speerdurchbohren".
30. Wenn die Beine der Frau am Knie eingebogen sind und an (des Mannes) Nabelgegend zu liegen kommen, so ist das die „Krebs"-Stellung.
31. Wenn (die Frau) die erhobenen Schenkel überkreuzt, so ist dies eine „pressende" Stellung.

32. Beim Überkreuzen der Unterschenkel (ergibt sich die) „Lotussitz" (genannte Stellung).
33. Wenn sie seinen Rücken umklammert, während er sich abwendet, ist dies die (nur) durch Übung (zu erlernende) „Wende"-Stellung.[159]

34. Auch im Wasser könne man verschieden heißende Stellungen im Liegen, Sitzen und Stehen einnehmen, sofern sie bequem möglich sind, so (denkt) Suvarṇanābha.
35. Doch dies ist zurückzuweisen, (und zwar) weil es von den Gelehrten nicht überliefert worden ist, (sagt) Vātsyāyana.

36. Jetzt (folgen einige) besondere (Arten des) Geschlechtsverkehrs.
37. Wenn die beiden (Partner) aufrecht stehen und entweder sich aneinander oder an eine Wand oder Säule lehnen, (dann ist dies) die „Liebe im Stehen".
38. Wenn sich (der Mann) an die Wand lehnt, (die Frau ihre) Arme als Schlinge um seinen Hals legt, sich auf seine Hände wie auf ein Gitternetz setzt, die Schenkel um seine Hüfte schlingt und, mit den Füßen gegen die Wand gestemmt, sich hin und her schwingt, (so ist dies) die „Liebe im Hängestütz".[160]
39. Oder wenn die Frau wie ein Vierbeiner auf dem Boden kauert und wie beim Liebesspiel des Stiers bestiegen wird, so ist dies die „Kuh-Stellung".
40. Hierbei empfängt (alle sonst) der Brust zugedachten Liebesbezeigungen der Rücken.
41. Nach diesem Muster mag man auch das Begatten beim Hund, Hirsch, Ziegenbock, der Eselannäherung, Katerspiel, Tigersprung, Elefantendrücken, Eberreiben, Stutenbesteigen und je nachdem noch weitere Spielarten erkennen.

42. (Verkehr) mit zwei (einander) in Zuneigung verbundenen (Frauen zur gleichen Zeit) ist die „kombinierte Liebe".
43. Und mit vielen (Frauen ausgeübt, ist es) der „Kuhherden-Verkehr".

44. (Die Bezeichnungen) „Wasserspiel", „Ziegenart", „Gazellenart" (leiten sich) aus der Nachahmung der Verhaltensweise (dieser Tiere[161] ab).

45. Im Gebiet von Grāmanārī[162], Strīrājya und Bāhlīka[141] sind im Frauenhaus (oft) mehrere junge Männer gleichzeitig mit ein und derselben Frau verheiratet.

46. Diese sollen jeder für sich (und alle) gleichzeitig, jeder nach seiner Natur und nach seiner Aufgabe (die Frau) befriedigen.

47. Der eine soll sie halten, ein anderer ihr beiwohnen, ein anderer die Schamgegend liebkosen, ein weiterer das Antlitz, (wieder) ein anderer die Körpermitte; so sollen sie der Reihe nach und im Wechsel aufeinanderfolgen.

48. Damit sind auch der Gebrauch einer Dirne durch eine (ganze) Gesellschaft und die Beschäftigung einer (vornehmen) Dame mit Adligen erläutert.

49. Als „Abwärtskoitus" (gibt es) den Analverkehr bei den Völkern des Südens.
Dies sind die besonderen Arten des Geschlechtsverkehrs.

50. Des Mannes Verhaltensweisen während des Geschlechtsverkehrs werden wir im Kapitel über den Rollentausch besprechen.

51. Und hier sind zwei Verse:

Durch der zahmen wie der wilden Tiere
und der Vögel Gepflogenheiten,
durch alle diese Mittel soll der Herzenskenner
die Lust (der Frau) mehren.

52. Wenn man sich gemäß ihrer Wesensart und der Landessitte
solche Gepflogenheiten zunutze macht,
entstehen bei der Frau
Liebe, Leidenschaft und Verehrung.

Siebtes Kapitel: *Arten des Schlagens und die damit verbundenen Ausführungen des Lautes sīt*

1. Eine Art von Streit ist der Liebesgenuß, sagt man, weil die Liebe ihrem Wesen nach Streiten (bedeutet) und von sprödem Charakter ist.
2. Daher ist das Schlagen ein Bestandteil (der Liebe). Schultern, Kopf, Busenfurche, Rücken, Schamgegend und Seiten sind die (zum Schlagen geeigneten) Stellen.
3. Das (Schlagen) ist von vierfacher Art: mit dem Handrücken, mit der ausgestreckten Hand, deren Finger etwas einwärts gebogen sind, mit der Faust und mit der glatten Handfläche.
4. Daraus entstanden ist das Ausstoßen des Lautes sīt, weil es den Schmerz ausdrückt. Dieses ist von mannigfaltiger Art.
5. Zusammen mit den Aufschreien sind es acht (Arten von Schmerz- und Liebeslauten):
6. der him-Laut[163], das „Donnern"[164], das Gurren, das Weinen, der sūt-Laut, der dūt-Laut[165] und der phūt-Laut[166].

7. (Auch) Worte mit der Bedeutung „Mama!", des Hinderns, des Verbots und „Genug!" sowie solche von (entsprechender) Sinnverbindung (zählen dazu).
8. Der Turteltaube, des indischen Kuckucks, des Papageis, der Biene, des Dātyūha-Huhns, des Flamingos, der Ente und der Wachtel Stimmen soll man als Höhepunkte des sīt-Machens nachahmen.
9. Auf den Rücken der auf dem Schoß (des Mannes) sitzenden Frau (erfolgt) das Schlagen mit der Faust.
10. Dabei möge sie gleichsam grollend Donner-, Wein- und Gurrlaute (hören lassen) und zurückschlagen.
11. Ist sie mit dem Penis ausgefüllt, mag (der Mann) mit dem Handrücken die Busenfurche schlagen,
12. bei langsamem Beginn mit wachsender Leidenschaft, bis zum Orgasmus (der Frau).
13. Hier (erfolge) die Anwendung des him-Lautes usw. ungezügelt, wiederholt und mannigfach bei ebendieser Gelegenheit.

14. Das Schlagen mit der Hand, deren Finger etwas eingebogen sind, auf den Kopf der widerspenstigen (Frau), wobei sie phūt macht, ist ein Schlagen mit ausgestreckter Hand.
15. Dabei (erfolgen) das Gurren und das phūt-Machen im Mundinnern.[167]
16. Zum Abschluß des Liebesgenusses (folgen) Seufzen und Weinen.
17. Das Nachahmen von splitterndem Bambus ist der dūt-Laut.
18. Das Nachahmen von ins Wasser fallenden Beeren ist der phūt-Laut.
19. Allenthalben soll die mit Küssen usw. Bedrängte, indem sie sīt-Laute ausstößt, darauf gleichermaßen erwidern.

20. Bei der aus der Gewalt der Leidenschaft (entspringenden) Wiederholung der Schläge gibt es den Gebrauch von Worten, die ein Hindern, Befreien, „Genug!" (oder) „Mama!" bedeuten, zusammen mit ersticktem Seufzen und Weinen, das mit „Donnern" gemischt ist. Zur Zeit, da die Leidenschaft nachzulassen (droht, erfolge) das Schlagen auf die Schamgegend und auf die Seiten, (und zwar) mit großer Schnelligkeit bis zum Orgasmus.
21. Hierbei (erfolgt) mit Hast das Schreien der Wachtel und des Flamingos. Dies ist die Anwendung des „Donnerns" und des Schlagens.

22. Und dazu gibt es zwei Verse:

Rauheit und Heftigkeit
gelten als männliches Feuer;
Hilflosigkeit, Schmerz, Abkehr
und Kraftlosigkeit als Eigenschaften der Frau.

23. Aufgrund der Leidenschaft und der Art des Vorgehens
kann auch einmal eine Vertauschung stattfinden,
(doch) nicht für lange Zeit. Und am Ende
(erfolge wieder) die Anwendung der (ursprünglichen) Natur.

24. Den „Keil“ auf der Brust, die „Schere“ auf dem Kopf, den „Stachel“ auf den Wangen, die „Zange“ auf den Brüsten und an den Seiten: so wird zusammen mit den vorherigen die (Artenzahl der) Schläge bei den Völkern des Südens achtfach. Bei deren jungen Frauen sind auf der Brust die Keile mit den von ihnen bewirkten (Spuren) zu sehen. Es ist dies ein Brauch (nur in bestimmten) Landesteilen.
25. (Doch ist das) roh, von unedler Art und verwerflich, so (urteilt) Vātsyāyana.
26. So soll man auch anderes, das entsprechend der Sitte in einem bestimmten Landesteil gebräuchlich ist, anderswo nicht anwenden.

27. Aber man vermeide auch dort Gefahrvolles.
28. So tötete nämlich bei der Liebesvereinigung der Cola[168]-König seine Freundin Citrasenā mit einem „Keil“.
29. Mit der „Schere“ (tötete) der Kuntala[169]-Herrscher Sātakarṇi Sātavāhana die Großkönigin Malayavatī.
30. Naradeva, der lahmhändige, machte mit einem falsch angewandten „Stachel“ eine Tänzerin[170] auf einem Auge blind.
31. Und dazu (gibt es) folgende Verse:

Da gibt es keinerlei Überlegen
und kein Einhalten des Lehrbuches;
wenn die Liebesvereinigung eingetreten ist,
ist nur die Leidenschaft hier die Hauptsache.

32. Nicht einmal in den Träumen gewahrt man
diese Hochgefühle und diese Tändeleien,
die bei wollüstigem Tun
in solchen Augenblicken üblich sind.

33. Wie nämlich ein in die fünfte Gangart[171]
verfallendes Rennpferd auf dem Weg
weder Pfeiler noch Grube oder Loch,
blind vor Leidenschaft, gewahrt,
so handeln auch im Liebeswettstreit
die beiden vor Leidenschaft blinden Verliebten,
die beiden vor Leidenschaft Feurigen,
und sie gewahren keine Gefahr.

34. Darum soll der, der die Sanftheit (oder) Feurigkeit

der jungen Frau wie auch ihre Kraft
und die eigene Kraft erkannt hat,
als Kenner der Lehre (seine Kenntnisse)
gebrauchen.

35. Nicht überall und nicht bei allen (Frauen
gelten) die Regeln für den Geschlechtsverkehr;
nach Örtlichkeit, Raum und Zeit
wird ihre Anwendung bestimmt.

Achtes Kapitel: *Sexuelle Annäherungen, bei denen die Frau die Rolle des Mannes übernimmt; Verhaltensweisen des Mannes*

1. Wenn (die Frau) bemerkt, daß der Liebhaber durch ständige Wiederholung erschöpft, (seine) Leidenschaft (aber noch) nicht gestillt ist, mag sie mit seiner Einwilligung ihm entgegenkommen, indem sie ihn nach unten legt und die Rolle des Mannes (übernimmt).
2. Entweder (tut sie das) aus eigenem Antrieb, um eine (neue) Art (des Verkehrs) auszuprobieren –
3. oder um die Neugierde des Liebhabers (zu stillen).
4. Wenn sie dabei vom Partner, der sein Glied eingeführt hat, aufgerichtet wird, soll sie ihn nach unten legen. So bleibt, indem der Verkehr nicht unterbrochen wird, die Wollust wie zu Beginn. Dies ist der eine Weg.
5. Wenn (die Frau) ebenso von Anfang an vorgeht, so ist dies der andere (Weg).[172]

6. Mit Blumen im aufgelösten Haupthaar, mit einem Lachen, das von Stöhnen unterbrochen wird, die Brüste auf (seine) Brust pressend, um (sie seinem) Antlitz nahe zu bringen, immer wieder das Haupt (auf ihn) hinabsenkend, soll sie (alle) die Bewegungen, die jener zuvor gezeigt hat, nachahmen. Dabei soll sie sprechen: „Besiegt worden bin ich; (jetzt) besiege ich (dich) dafür!", lachend, drohend, schlagend. Dann wiederum soll sie Schamhaftigkeit zeigen, Ermattung und den Wunsch aufzuhören. Sie vollende (den Verkehr) entsprechend den Gewohnheiten des Mannes.

7. Und diese werden wir (jetzt) besprechen.
8. Nachdem das Gemüt der auf der Lagerstatt befindlichen Frau von seinen Reden gleichsam erfüllt[173] ist, möge der Mann ihr Untergewand öffnen. Wenn sie dabei widerstrebt, soll er sie durch das Küssen (ihrer) Wangen erregen.
9. Und sein steifes Glied soll sie da und dort streicheln.
10. Wenn es zum erstenmal ist, daß er mit ihr zusammenkommt, ist eine Berührung zwischen den geschlossenen Schenkeln (ratsam).
11. Und ist sie eine Jungfrau,
12. (berühre er) ebenso die (eng) beieinander stehenden Brüste, die Hände, Achseln, Schultern und den Hals.
13. Bei einer freizügigen Frau (verfahre der Mann) je nach Gewohnheit und entsprechend der Situation. Um sie zu küssen, greife er mit leicht zusammengebogenen Fingern heftig in ihre Locken und an die Kinngegend.
14. Dabei (erfolgt) seitens der Partnerin aus Scham ein Schließen der Augen, und zwar beim ersten Verkehr, wenn sie eine Jungfrau ist.

15. Beim Geschlechtsverkehr finde er heraus, wie und durch welche Art des Vorgehens sie entzückt wird.
16. Wohin sie, wenn sie nach dem Einführen des Gliedes befriedigt worden ist, den Blick richtet, eben dorthin soll er sie küssen. Das ist ein Geheimnis der jungen Frauen, (meint) Suvarṇanābha.
17. Das Erschlaffen der Glieder, das Schließen der Augen, das Schwinden der Schamhaftigkeit und die höchste Beischlafanspannung – das sind die Zeichen für den Orgasmus der Frauen.
18. (Für die Frau, die gerade entflammt wird, gilt:) Sie schüttelt die Hände, schwitzt, beißt, läßt (ihn) sich nicht aufrichten, stößt mit dem Fuß und übertrifft am Ende des Beischlafes den Mann.
19. Vor dem Einführen des Gliedes soll er mit der wie ein Elefant(enrüssel geformten) Hand (ihre) Scheide erregen, bis sie naß wird. Danach (erfolge) das Einführen des Gliedes.

20. „Gerader Vorwärtsstoß“, „Rühren“, „Dolch“, „Reiben“, „Pressen“, „Windstoß“, „Eberstoß“, „Stierstoß“, „Sperlingsspiel“, „Schale“ – das sind die Verhaltensweisen des Mannes.
21. Die übliche und rechte Vereinigung ist der „gerade Vorwärtsstoß“.
22. (Wenn) er mit der Hand das Glied in alle Richtungen schweifen läßt, so ist dies das „Rühren“.
23. (Wenn die) Scheide tief liegt und er sie von oben (aus steilem Winkel) berührt, so ist dies der „Dolch“.
24. Wenn das gleiche umgekehrt und ungestüm (geschieht), so ist dies das „Reiben“.
25. (Wenn) man mit dem Glied wuchtig zudrückt und es lange Zeit (in der Scheide) beläßt, so ist dies das „Pressen“.
26. (Wenn) er (das Glied) ganz langsam herauszieht, (dann aber) wuchtig seinen Bauch nach unten drückt, so ist dies der „Windstoß“.
27. (Wenn) er (nur) die eine (Innenseite der Scheide) sehr kräftig reibt, so ist dies der „Eberstoß“.
28. (Wenn) dies beiderseitig im Wechsel (geschieht), so ist dies der „Stierstoß“.
29. (Wenn) er das einmal eingeführte (Glied), ohne es herauszuziehen, zwei-, drei-, viermal hineinstößt, so ist dies das „Sperlingsspiel“.
30. Die Haltung, die als das Aufhören der Leidenschaft bezeichnet wird, ist die „Schale“.[174]
31. Das Anwenden dieser (Stellungen geschehe) wahlweise je nach der Veranlagung der Frau.

32. Liegt die Frau oben, so (gibt es) darüber hinaus noch die „Zange“, „Drehscheibe“ und „Schaukel“.
33. Hat (die Frau) in der „Stuten“-Stellung[158] das Glied in sich aufgenommen und zieht oder preßt es, so daß es lange (in der Scheide) verweilt, so ist dies die „Zange“.
34. (Wenn) sie mit eingeführtem Glied sich wie ein Rad verhält,[159] so ist dies die (nur) durch Übung (zu erlernende) „Drehscheibe“.
35. Dabei muß der Partner seinen Schoß anheben.
36. (Wenn) sie ihr Becken schwingend in alle Richtungen schweifen läßt, so ist dies die „Schaukel“.

37. Wenn das Glied eingeführt ist, soll man (zwischendurch) ausruhen, indem man Stirn auf Stirn niederlegt.
38. Und sobald man ausgeruht ist, wechsle der Mann wieder (seine Stellung).
Dies sind die Stellungen, bei denen die Frau die Rolle des Mannes übernimmt.
39. Und dazu (gibt es) folgende Verse:

Auch wenn die Liebende ihre Gefühle verbirgt
und ihr Gesicht verstellt –
sie enthüllt dennoch ihr Wesen,
wenn sie sich aus Leidenschaft nach oben legt.

40. Welchen Charakter eine Frau hat
und wie stark ihr Verlangen nach Liebe ist,
eben ihre Neigungen –
all das geht aus ihrem Verhalten hervor.

41. Aber keine Menstruierende und keine Wöchnerin,
keine „Gazelle“ und keine Schwangere
und keine korpulente Frau
lasse man des Mannes Stellung einnehmen.

Neuntes Kapitel: *Mundverkehr*

1. Von zweifacher Art ist die „dritte Natur“[91]; sie hat weibliche Form und männliche Form.
2. Dabei möge der weiblich Veranlagte die Kleidung, Sprechweise, Tändelei, Natur, Sanftheit, Furchtsamkeit, Naivität, Hilflosigkeit und Schamhaftigkeit einer Frau nachahmen.
3. In seinem Mund (geschehe, was sonst) in der Scheide vor sich geht. Es wird als Mundverkehr bezeichnet.
4. Man kann daraus eine (wenn auch) eingebildete Wollust wie auch seinen Lebensunterhalt gewinnen.
5. Man kann ein Leben wie eine Prostituierte führen.
Dies sind die weiblich Veranlagten.

6. Der männlich Veranlagte aber verheimlicht seine Wünsche und übernimmt, wenn er einen Mann zu gewinnen wünscht, die Aufgabe eines Masseurs.

7. Während der Massage soll er – gewissermaßen umarmend – mit seinen Gliedmaßen die Schenkel des Geliebten reiben.
8. Mit wachsender Vertrautheit soll er sich zur Verbindungsstelle der Schenkel einschließlich der Geschlechtsteile vortasten.
9. Wenn er bemerkt, daß das Glied (des Massierten) steif geworden ist, soll er es durch Reiben mit der Hand erregen. Den Leichtsinn des anderen gleichsam scheltend, mag er lachen.
10. Wenn er trotz des sichtbaren Merkmals und obwohl er (des Mannes) Eigenart erkennt, (von diesem nicht weiter) aufgefordert wird, soll er sich selbst (zum Mundverkehr) nähern.
11. Wird er aber von dem Mann aufgefordert, soll er widersprechen und (scheinbar) ungern näher kommen.

12. Dort (beim Mundverkehr gibt es) eine in acht Arten gegliederte Ausführung; diese (Positionen) sind der Reihe nach durchzuführen.
13. (Es sind dies:) „gemessene“ (Art), „Biß in die Seiten“, „Außenzange“, „Innenzange“, „Küssen“, „Berührung“, „Mangosaftsaugen“, „Schlucken“.
14. Nachdem er jeweils in einer dieser (Stellungen) genaht ist, zeige er den Wunsch, aufzuhören.
15. Der andere aber, dem auf jeweils eine Art genaht wurde, wünsche die darauf folgende, höhere Stufe; ist diese vollbracht, (verlange er) die nächsthöhere.

16. (Wenn der aktive Partner) den in der Hand gehaltenen Penis zwischen die Lippen führt und ihn reibend in Richtung auf den Mund hin und her bewegt, so ist dies die „gemessene“ (Art).
17. (Wenn) er mit der Hand die Eichel (von der Vorhaut) entblößt und nach der Seite, ohne zu beißen, mit den Lippen drückt, wobei er beschwichtigt: „Das (und mehr nicht) soll es sein!“, so ist dies der „Biß in die Seiten“.
18. (Wenn) er, erneut aufgefordert, mit geschlossenen Lippen des (Mannes) Eichel drückt und sie gleichsam ziehend küßt, so ist dies die „Außenzange“.
19. (Wenn) er, sofern darum gebeten, den Penis etwas wei-

ter in den Mund einführt, die Eichel mit den Lippen drückt und (wieder) auswirft, so ist dies die „Innenzange".

20. (Wenn) der in der Hand gehaltene (Penis) lippengleich gepackt wird, so ist dies das „Küssen".
21. (Wenn,) nachdem dies ausgeführt wurde, mit der Zungenspitze von allen Seiten die Eichel berührt und geleckt wird, so ist dies die „Berührung".
22. (Wenn) er auf diese Weise aus Leidenschaft den halbeingeführten (Penis) heftig immer aufs neue drückt und (dann) freigibt, so ist dies das „Mangosaftsaugen".
23. (Wenn) er, der Absicht des Mannes entsprechend, (den Penis) tief einführt und drückt, bis der Orgasmus (eintritt), so ist dies das „Schlucken".
24. Wenn es zweckentsprechend ist, (gibt es) auch hier ein Anwenden von (hervorgestoßenen) Lauten und Schlägen.
    Dies ist der Mundverkehr.

25. (Von Frauen) machen dies nur Charakterlose, Geile sowie Dienerinnen und Masseusen.
26. Es ist dies zu unterlassen, weil es nicht der Sitte entspricht und unanständig ist. Wer nämlich den Mund solcher (Frauen) berührt, gerät selbst ins Unglück. So (sprechen) die Lehrer.
27. Für den Liebhaber einer Dirne (gilt dies) nicht als sündhaft. Es ist (aber) auch aus anderen Gründen zu meiden, so (lehrt) Vātsyāyana.
28. Daher vereinigen sich die Ostvölker nicht mit solchen (Frauen), die den Mundverkehr pflegen.
29. Die Männer von Ahicchatrā[175] lassen sich nicht mit Huren ein; wenn sie es aber doch tun, meiden sie deren Mundarbeit.
30. Ohne Bedenken verkehren die Männer von Sāketa[176] (in dieser Weise).
31. Aber die Leute von Nagara[150] pflegen von sich aus keinen Mundverkehr.
32. Ohne jede Bedenken pflegen ihn (dagegen) die Männer von Sūrasena[177].
33. Sie sagen nämlich so: „Wer darf denn (überhaupt) auf

Charakter, Reinheit, gutes Betragen, frommen Wandel, Verläßlichkeit, das Wort der Frauen vertrauen? Sie sind ja von Natur aus unrein, aber (doch) nicht zu meiden. Deswegen ist ihnen gemäß den religiösen Gesetzbüchern Reinheit zuzugestehen.[178] Solches sagt man ja:

‚Die Jungkuh ist beim Milchgeben rein;
der Hund ist beim Packen des Wildes rein;
der Vogel ist es beim Herabwerfen von Früchten,
der Frauenmund bei der Liebesvereinigung.'"

34. Wegen der Meinungsverschiedenheit unter den Gelehrten und der Mehrdeutigkeit der religiösen Gesetzbücher soll man entsprechend den Gepflogenheiten der Gegend und nach der Natur und Veranlagung seiner selbst handeln; so (urteilt) Vātsyāyana.[179]

35. Und dazu (gibt es) folgende Verse:

Mit Ohrringen behängt,
treiben auch jugendliche Diener
mit bestimmten Männern
den Mundverkehr.

36. Ebenso erweisen bestimmte Nāgarakas,
die einander wohlwollen
und fest vertraut sind,
sich gegenseitig diesen Dienst.

37. Auf diese Weise tun auch die Männer
bei Frauen angeblich diesen Dienst.
Und dessen Wesen soll man auffassen
wie eine Art, den Mund zu küssen.

38. Wenn aber mit gegeneinander verstellten Körpern
Mann und Frau sich gegenseitig
(und) gleichzeitig (so) verbinden,
wird diese Liebe als „Krähenart" bezeichnet.[180]

Zehntes Kapitel: *Beginn und Ende des Verkehrs; Arten des Verkehrs; koketter Streit*

1. Der Nāgaraka, zusammen mit einer Freundesschar und den Dienern, möge sich an der blumengeschmückten, vom Duft des Räucherwerks durchzogenen Wollust-

stätte – dem geschmückten Schlafzimmer – der Frau, die gebadet, sich geputzt und angemessen getrunken hat, mit freundlichen Worten und erneut mit einem Trunk nahen.

2. Rechts von ihr (sei sein) Sitz. (Ihr) Haar, Hände und Untergewand (seien für ihn die Objekte) der Berührung. Zum Zweck (des Anfachens) der Wollust (vollziehe er) mit dem linken Arm eine nicht zu heftige Umarmung.
3. (Nun folge) durch Scherze und Worte der Zuneigung ein Hinwenden in Verbindung mit früheren (Gesprächs-) Themen, (ferner) gemeinsam eine Unterhaltung über diskrete und anzügliche Dinge,
4. Gesang (und) Instrumentalmusik mit oder ohne Tanz, ein Gespräch über die Künste (und) ein Anfachen (der Wollust) durch einen nochmaligen Trunk.
5. Ist in ihr Lust erwacht, (erfolgt) mit Gaben von Blumen, Salbe und Betel das Entlassen der übrigen Personen. Und beim Alleinsein soll er sie, wie besprochen, durch Umarmungen usw. erregen. Darauf mache er sich an das Ausziehen ihres Untergewandes usw., wie besprochen.
   So (verläuft) der Beginn des Beischlafs.

6. Der Ausklang des Beischlafs (ist dieser): Wenn die Leidenschaft abgeklungen ist, gehen beide, als seien sie nicht (miteinander) vertraut, verschämt und einander nicht anblickend, einzeln sich waschen. Zurückgekehrt, weicht die Scham von ihnen, und sie sitzen am üblichen Platz und nehmen Betel. Er selbst soll gereinigten Sandel oder eine andere Salbe auf ihren Körper streichen.
7. Mit dem linken Arm sie umfassend, soll er, das Trinkgefäß in der Hand, ihr freundlich zureden zu trinken. Oder beide nehmen einen Schluck Wasser, eine Näscherei oder etwas anderes Eßbares je nach ihrer Neigung und Gewohnheit zu sich:
8. klare Säfte, sauren Reisschleim, Getränke mit geröstetem Fleisch als Beigabe, Mangofrüchte, Dörrfleisch, in Fruchtessig gelegte, gezuckerte Zitrone, je nach der Landessitte. Nachdem er dabei jedesmal gekostet hat, ob es süß, mild und rein ist, biete er es an.

9. Oder wenn die beiden auf einem Flachdach sich aufhalten, setzen sie sich zum Genießen des Mondscheins nieder. Dabei soll er sie mit passenden Erzählungen unterhalten. Wenn sie sich in seinen Schoß kuschelt und den Mond anschaut, soll er ihr die Reihe der Sternbilder erklären. Und er zeigt (ihr) die Plejaden, den Polarstern und den Großen Bären.
Das ist der Ausklang des Liebesaktes.

10. Dabei geschieht folgendes:
Selbst beim Aufhören erzeugt
eine mit Höflichkeiten verzierte Liebe
durch vertraute Reden und Taten
die höchste Wollust.
11. Durch Stärken des Selbstgefühls,
das wechselseitig Liebe erweckt,
bald durch schmollende Abkehr,
bald durch liebevolle Blicke,
12. durch Vergnügungen wie den Hallīsa-Tanz[181],
durch Gesänge und Scherze aus Lāṭa[121],
durch Betrachtungen der Mondscheibe mit Augen,
die vor Leidenschaft flackern und feucht sind,
13. durch Erzählungen, welche Wünsche einst
beim ersten Zusammentreffen entstanden,
und wiederum bei der Trennung – (welcher) Schmerz!,
alles dessen –

durch leidenschaftliches Umarmen
und Küsse am Schluß der Erzählung,
mit solchen und anderen Gefühlen verflochten,
wächst des Jünglings Leidenschaft.

14. Die Arten des Verkehrs sind: leidenschaftlicher (Verkehr), (erst) zu entwickelnde Leidenschaft, vorgebliche Leidenschaft, übertragene Leidenschaft, Liebesverkehr mit niedrigem Volk, Verkehr mit Landvolk und fesselloser Verkehr.
15. Wenn bei beiden von der (ersten) Begegnung an die Leidenschaft gewachsen, eine Zusammenkunft (aber nur) mit Mühe bewirkt worden ist, oder bei Rückkehr

von einer Reise oder bei der Vereinigung nach einer durch einen Streit (verursachten) Trennung – (daraus entsteht) der leidenschaftliche (Verkehr).

16. Hierbei richtet sich das Vorgehen nach der eigenen Absicht und nach dem Ziel.
17. Was von zwei (Partnern) von mittlerer Leidenschaft begonnen wird und danach entzückt, das ist die (erst) zu entwickelnde Leidenschaft.
18. Dabei gehe man so vor, daß man die Leidenschaft jeweils nach den der Eigenart gemäßen Regeln über die 64 (Künste) entflammt.
19. Wenn beide um eines bestimmten Zweckes willen oder (obwohl) sie an etwas anderem hängen, (koitieren), so ist dies die vorgebliche Leidenschaft.
20. (Aber auch) hierbei schaue man insgesamt auf die Anweisungen aus dem Lehrbuch.
21. Wenn der Mann aber eine andere Geliebte im Sinn hat und vom Beginn des Verkehrs an, solange die Wollust (anhält, mit ihrem Bild vor Augen) handelt, so (kommt) daher (der Begriff) der übertragenen Leidenschaft.
22. Mit einer niedriger stehenden Wasserträgerin oder Dienerin bis zum Endziel (ausgeübter) Verkehr ist Liebesverkehr mit niederem Volk.
23. Dabei kann man Höflichkeit unberücksichtigt lassen.
24. Ebenso (ist es bei der Vereinigung) einer Gaṇikā mit einem Dorfbewohner bis zum Endziel; das ist der Liebesverkehr mit Landvolk.
25. (Gleiches gilt für die Vereinigung) des Nāgaraka mit Frauen vom Dorf, von Viehpferchen und aus den Grenzgebieten.
26. Bei zwei (Partnern), zwischen denen Vertrauen entstanden ist, (ergibt sich) aus der gegenseitigen Willfährigkeit der fessellose Verkehr.
    Dies sind die Liebesarten.

27. Eine Geliebte aber, die von wachsender Zuneigung (erfüllt ist), soll die Erwähnung des Namens einer Mitgattin oder eines sie betreffenden Gesprächs oder eine Namensverwechslung nicht dulden, überhaupt keinen Betrug durch den Geliebten.
28. Dann (gibt es) sehr heftigen Streit: Weinen, Aufre-

gung, Schütteln des Haars, Schläge, Fallen vom Sitz oder Bett auf die Erde, Wegschleudern von Zierkränzen und Schmucksachen, Hinwerfen auf den Fußboden.

29. Dann soll sich der Mann ruhigen Sinnes, indem er sie durch angemessene Milde oder auf Knien beschwichtigt, ihr nahen und sie zu sich auf das Bett nehmen.

30. Als Antwort auf seine Rede steigere sie ihren Zorn, packe ihn beim Haar, ziehe seinen Kopf hoch und trete ihn einmal, zweimal, dreimal gegen Arme, Kopf, Brust oder Rücken. (Danach) begebe sie sich in die Nähe der Tür. Nachdem sie sich dort niedergelassen hat, (gebe es) einen Tränenstrom.

31. Aber auch wenn sie überaus erzürnt ist, soll sie von der Tür nicht weiter (weg) gehen, weil das ein Fehler wäre, so (lehrt) Dattaka.[182] Dort in passender Weise beschwichtigt, soll sie Versöhnung anstreben. Aber auch versöhnt, soll sie ihn mit scharfen Worten gleichsam stoßen. (Schließlich) soll sich die mit dem Versöhnten nach Liebesgenuß Sehnende vom Geliebten umarmen lassen.

32. Wenn sie aber in einem eigenen Haus wohnt, soll sich die aus einem bestimmten Grund (mit ihrem Geliebten) in Streit geratene (Frau) unter eben solchem Verhalten dem Geliebten nähern.

33. Ist hierbei (ihr) Zorn durch den vom Geliebten beauftragten Pīṭhamarda[79], Viṭa[80] und Vidūṣaka[81] beschwichtigt worden, soll sie sich, von ihnen besänftigt, mit ihnen in sein Haus begeben. Und dort soll sie verweilen.

34. Und dazu (gibt es) folgende Verse:

Auf solche Weise diese vierundsechzig
von Bābhravya verkündeten (Künste)
anwendend, kommt der Liebende
bei den besten Frauen zum Erfolg.

35. Selbst wenn man über andere Lehrbücher spricht –
und die vierundsechzig (Künste) ausläßt,
wird man in der Gesellschaft der Wissenden
bei den Gesprächen nicht eben sehr geschätzt.

36. Wer, wenn auch von anderen Kenntnissen entblößt,
mit diesen (64 Künsten) geschmückt ist,
dem wird in Gesellschaft von Männern und Frauen
bei den Gesprächen die höchste (Anerkennung) zuteil.

37. Die von den Wissenden verehrte,
ja selbst vom Pöbel hochverehrte,
von den Scharen der Gaṇikās verehrte
Freudenspenderin[183] – wer mag (sie) nicht verehren?

38. Diese Freudenspenderin wird als die liebenswürdige,
vollendete, glückbringende
und den Frauen liebe von den Lehrern
in den Lehrbüchern bezeichnet.

39. Von Mädchen sowie von den Gattinnen anderer (Männer)
und von den Gaṇikās mit Wohlgefallen
und Hochachtung wird betrachtet
der in den vierundsechzig (Künsten) Erfahrene.

DRITTER HAUPTTEIL: AUF DIE VERBINDUNG MIT EINEM MÄDCHEN BEZÜGLICHES

Erstes Kapitel: *Verfahren bei der Brautwahl; Entscheidung über die Verbindung*

1. Mit einer aus demselben Varṇa[38] stammenden (Frau), die einem anderen (Mann) zuvor nicht (angehört hat), und die entsprechend der Gesetzesvorschrift erlangt worden ist, (erwirbt man) Dharma[1], Artha[2], Söhne, Verwandte, Mehrung der (eigenen) Partei und ungekünstelten Liebesgenuß.
2. Darum bemühe man sich um ein Mädchen, das Verwandte besitzt, Vater und Mutter hat, bezüglich des Alters mindestens drei Jahre jünger ist, in einer rühmens-

werten, wohlhabenden, an Verbindungen reichen, zu den Angehörigen lieben, an Verwandten reichen Familie geboren wurde, väterlicher- und mütterlicherseits umfangreichen Anhang hat, mit Schönheit, Charakter und (glückverheißenden) Kennzeichen ausgestattet ist, weder zu wenige noch zu viele noch überhaupt keine Zähne, Nägel, Ohren, Haare, Augen und Brüste besitzt und einen von Natur gesunden Körper hat – (indem man selbst) von ebensolcher Art und ein Kundiger ist.

3. Hat man eine solche erobert, mag man sich selbst zufrieden schätzen, und die Bemühung um sie soll von Gleichgestellten nicht getadelt werden. So (urteilt) Ghoṭakamukha.

4. Bei der Werbung um sie sollen Eltern und Verwandte Unterstützung geben, und (auch) die Freunde, die (des Werbers) Worte bekräftigen und mit beiden (Familien) verbunden sind.
5. Diese (Freunde) sollen auf die offensichtlichen und die ererbten Mängel der anderen Bewerber hinweisen (sowie) auf die familiären und männlichen Vorzüge des Freiers, die einen (positiven) Entschluß fördern. Sie sollen insbesondere (solche Vorzüge) herausstellen, die der Mutter des Mädchens angenehm und für Gegenwart und Zukunft passend sind.
6. Ein (vom Brautwerber) beauftragter „Wahrsager" schildere anhand des Vogel(fluges), der Vorzeichen, des Einflusses der Planetenkonstellationen und (körperlicher) Merkmale das in Reichtumserwerb bestehende künftige Wohlergehen des Freiers.
7. Andere wiederum sollen (mit dem Hinweis darauf), daß die Erlangung eines Mädchens unter besonderen (Vorteilen) für den Freier (auch) anderswo (möglich sei), die Mutter des Mädchens beruhigen.
8. Gemäß den Schicksalsvorzeichen, dem Vogel(flug) und den übernatürlichen Stimmen freie man um das Mädchen und gebe es (andererseits) her.
9. Nicht dem Zufall überlassen bleibe und nicht nur, weil es um einen Mann geht, (erfolge die Hergabe des Mädchens), so (rät) Ghoṭakamukha.

10. Wenn ein (Mädchen) beim Freien schläft, weint (oder) wegläuft, soll man (sie) meiden.

11. Ebenfalls meide man eine mit einem verrufenen Namen, eine Versteckte, eine (bereits anderweitig) Vergebene, eine braunrot (Gefleckte), eine auf der Haut Gesprenkelte, eine vom maskulinen Typ, eine Bucklige, eine Scheußliche, eine Kahlköpfige, eine in ihrer Reinheit Beeinträchtigte, eine Mischlingsfrau, eine Pubertierende, eine Stumme[184], eine Freundin[185], eine (im Vergleich zum Freier) zu spät Geborene (= zu Junge) und eine (ständig) Schwitzende.

12. Eine nach einem Sternbild Benannte, eine nach einem Fluß Benannte,
eine nach einem Baum Benannte und eine Tadelnswerte,
und eine, die gegen Ende ihres Namens ein l oder r hat,
soll man bei einer Werbung übergehen.

13. In einer, die den Geist und die Augen fesselt, (liegt) das Glück. Um eine andere soll man sich nicht kümmern. So (meinen) einige.

14. Daher sollen (die Eltern) zur Zeit der Darreichung das fein gekleidete Mädchen vorstellen, und zwar am Nachmittag. (Dabei werden) von der Geschmückten und den Freundinnen ständig Spiele (vorgeführt). Bei Volksaufläufen, wie Opfern, Hochzeiten usw., (erfolge) ein emsiges Zeigen (des Mädchens), wie überhaupt bei Festen, wenngleich (dies) die Gleichsetzung mit einer Ware bedeutet.

15. (Die Eltern des Mädchens) sollen die zum Zweck der Brautwahl gekommenen, angenehm zu schauenden, höflich redenden, in Gesellschaft ihrer Verwandten befindlichen Männer mit Glückwünschen empfangen.

16. Und ihr geschmücktes Mädchen sollen sie unter einem anderen Vorwand vorstellen.

17. Die Prüfung der Schicksalsgunst sollen sie bis zum Ende fortsetzen, (d. h.) bis zur Entscheidung über die Hingabe (des Mädchens).

18. Die zum Baden usw. eingeladenen Brautwerber sollen, indem sie (ausweichend) sagen: „Alles wird (schon ir-

gendwie) werden!“, an diesem Tage (noch) nicht einwilligen.

19. Je nach Brauch oder Landessitte heirate man durch Eheschließung gemäß dem Lehrbuch, (und zwar) in einer der (folgenden Formen): Brahma-, Prajāpati-, Seher-, Götter(-Form).[186]
Dies ist die Satzung für die Brautwahl.

20. Und dazu (gibt es) folgende Verse:
Gemeinschaftliches Versergänzen, gemeinsame Spiele,
Heiraten und Verbindungen
sind nur mit Gleichgestellten zu vollziehen,
nicht mit Höheren, aber auch nicht mit Niederen.[67]

21. Wenn, nachdem er das Mädchen genommen hat,
der junge Mann sich wie ein Diener verhält,
verstehe man dies als eine „Verbindung nach oben“,
die von den Verständigen zu meiden ist.

22. Wenn er (aber) als Gebieter auftritt,
von seinen Verwandten begleitet,
ist unrühmlich (diese) „Verbindung nach unten“;
auch sie wird von den Guten getadelt.

23. Ein gegenseitig Glück zu kosten gebendes
Spiel – wo (dies) betrieben wird,
indem einer den anderen auszeichnet:
diese Verbindung wird eingegangen.

24. Und wenn er eine „Verbindung nach oben“ eingegangen ist,
soll er danach den (angeheirateten) Verwandten gehorchen.
Aber keineswegs soll man eine „Verbindung nach unten“ eingehen,
die von den Guten getadelt wird.

1. Für die beiden (durch die Hochzeit) Vereinten (gelten folgende Gebote): drei Nächte lang Lager auf dem Fußboden, keuscher Wandel und Essen ohne Würze und Salz; ferner für sieben Tage (unter Beibehaltung der Keuschheit) heilbringendes Baden mit Musik, Schmükken und gemeinsames Mahl, Anschauen (von Aufführungen) und Verehrung der Verwandten. Dies gilt für alle Gesellschaftsgruppen.
2. In dieser[187] (Zeitspanne) nähere er sich ihr nachts (und) in der Einsamkeit mit zarten Aufmerksamkeiten.
3. Wenn nämlich die Jungvermählte den Mann drei Nächte lang schweigend und (unbeweglich) wie eine Säule sieht, dürfte sie verdrossen werden und (ihn) als Eunuchen mißachten. So (sprechen) die Anhänger des Bābhravya.

4. (Demgegenüber sagt) Vātsyāyana: Man nähere sich (ihr und) erwecke (ihr) Vertrauen, aber man verletze nicht den keuschen Wandel.
5. Der sich Nähernde soll nicht mit Gewalt vorgehen.
6. Blumen ähnlich sind nämlich die Frauen, ganz zart zu umwerben. Werden sie von (Männern), die ihr Vertrauen (noch) nicht erlangt haben, ungestüm bedrängt, so werden sie zu Hasserinnen des Geschlechtsverkehrs. Deshalb nahe man (ihnen) sanft.
7. Wo er aber mit listigen Mitteln einen Spielraum erlangt, dort entfalte er Initiative,
8. (etwa) durch das Ausführen einer Umarmung, was ihr lieb ist, da sie nicht lange dauert.
9. Mit (ihrem) Oberkörper beginne er, weil (dieses eher) gelitten wird (als die Umarmung des Unterleibs).
10. (Man tue dies) im Lampenschein bei einer, die voll erblüht und einem schon vertraut ist; bei einem Mädchen und bei einer nicht von früher her (Vertrauten) in der Dunkelheit.

11. Hat sie sich die Umarmung gefallen lassen, (folge) mit (seinem) Mund eine Betelgabe. Wenn sie sich dem widersetzt, veranlasse er sie durch freundliche Worte, Be-

schwörungen, inständige Bitten und Fußfälle, (den Betel) zu nehmen. Weder eine schamerfüllte noch eine überaus zornige Frau kann sich (der Wirkung) eines Fußfalls entziehen, das ist allgemein gültig.

12. Bei der Gelegenheit des Überreichens des (Betels gebe er) ihr einen sanften, geschickten, nicht (etwa) aufdringlichen Kuß.
13. Ist sie damit gewonnen, versuche er, mit ihr ein Gespräch anzuknüpfen.
14. Um (sie sprechen) zu hören, möge er irgend etwas, das mit wenigen Silben zu beantworten ist, so als wisse er (es) nicht, fragen.
15. Erlangt er daraufhin kein Zugeständnis, soll er unermüdlich, (aber) voller Freundlichkeit, viele Male (weiter) fragen.
16. Wenn sie auch dann nicht spricht, dringe er (weiter in sie).
17. Alle Mädchen ertragen ja die von einem Mann gebrauchte Rede, sprechen aber (selbst) kein (noch so) geringfügiges Wort. So (urteilt) Ghoṭakamukha.

18. Wenn aber (weiter) in sie gedrungen wird, soll sie mittels einer Kopfbewegung Antwort geben. Bei einem Streit aber bewege sie den Kopf nicht.
19. „Wünschst du mich oder wünschst du (mich) nicht? Gefalle ich dir (oder) gefalle ich (dir) nicht?" – so befragt, soll die Bedrängte, nachdem sie lange (in Nachdenken) verharrte, entsprechend der (Sachlage) den Kopf bewegen. Wird sie aber weiter bedrängt, so widersetze sie sich.
20. Wenn sie vertraut ist, schalte man eine geeignete und für beide vertrauenswürdige Freundin ein und lasse sie die Unterhaltung anbahnen. Währenddessen soll sie mit gesenktem Antlitz lächeln. Sie mag (die Freundin), wenn diese (sie) niederredet, schelten und (ihr) widersprechen. Sie aber soll um des Spaßes willen (mit der Behauptung): „Das ist von ihr gesagt worden!" etwas (in Wahrheit) nicht Gesagtes aussprechen. Dabei stoße sie sie weg; wird sie um Antwort gebeten, sitze sie schweigend da. Wird sie aber bedrängt[188], spreche sie in undeutlichen Silben und mit unentschiedenem Sinn:

„So etwas sage ich nicht!" Und den Geliebten soll sie manchmal lächelnd mit Seitenblicken anschauen. Das ist das Anbahnen einer Unterhaltung.

21. Ist so in ihr Vertrauen entstanden, lege sie, ohne zu sprechen, in seiner Nähe den erbetenen Betel, die Salbe und den Kranz nieder oder befestige (dies) an seinem Obergewand.
22. Wenn es sich so ergibt, berühre er sie oberhalb der Brustwarzen und (ziere sie) mit dem „Diskus"-Nägelmal.[189]
23. Wird er (an dieser Absicht) gehindert, so bringe er sie dazu, (ihn) zu umarmen, (indem er zu ihr sagt): „Umarme auch du mich; dann werde ich dies nicht (wieder) tun!" Und seine Hand führe er bis in (ihre) Nabelgegend; (dann) ziehe er (sie wieder) weg. Nachdem er sie allmählich dazu gebracht hat, sich auf seinen Schoß zu setzen, dringe er weiter und weiter vor. Wenn sie nicht einwilligt, schüchtere er sie ein:
24. „Ich werde bestimmt auf deiner Unterlippe Zahnspuren verursachen und auf der Brustwölbung Nägelspuren. Und nachdem ich (dasselbe) bei mir selbst getan habe, werde ich vor der Schar deiner Freundinnen erzählen: ‚Von dir ist das getan worden!' Was wirst du dann dazu sagen?" Mit (solchen) Einschüchterungen für Kinder (und zugleich) mit solchen Beschwichtigungen für Kinder verführe er sie allmählich.

25. In der zweiten und dritten Nacht gehe er bei der (nun) etwas mehr vertrauten (Frau) mit der Hand vor.
26. (Dann) gehe er über zum Küssen aller Gliedmaßen.
27. Hat er die Hand auf (ihre) Schenkel gelegt und ist zum Streicheln übergegangen, streichele er allmählich auch die Schenkelverbindung. Wird das Streicheln zurückgewiesen, mag er sie (durch die Frage) „Was ist das (schon) für eine Sünde?" verwirren. Und damit soll er weitermachen. Ist dies geschafft, (folge) das Befühlen der Schamgegend
28. sowie das Lösen des Gürtels, das Aufbinden des Untergewandes, das Ausziehen des Kleides und das Streicheln der Schenkelverbindung. Dieses sein (Vorgehen

geschehe) unter anderen Vorwänden. Hat sie den Penis in sich, entzücke er sie, doch (darf) es nicht vorzeitig zu einem Bruch des Gelübdes (kommen).

29. Und er belehre sie (über die Liebeskünste). Er lasse seine Zuneigung erkennen und beschreibe seine in früherer Zeit (gehegten) Wünsche. Er tue ihr kund, daß (sein) künftiger Wandel durch Willfährigkeit ihr gegenüber (gekennzeichnet sein werde). Und die Angst vor Nebenbuhlerinnen rotte er aus. Und wenn sie mit der Zeit allmählich den Mädchenzustand aufgegeben hat, soll er sich (ihr), ohne (sie) zu erschrecken, nähern. Das ist das Gewinnen des Vertrauens der Braut.

30. Und dazu (gibt es) folgende Verse:

So nach (ihrem) Gemüt sich richtend,
soll man das Mädchen durch List gewinnen.
So wird sie ihm zugetan
und wohlvertraut.

31. Weder durch allzu große Zurückhaltung
noch durch zu heftiges Zuwiderhandeln gegen ihren Willen
kommt man zum Erfolg bei Mädchen.
Daher soll man sie auf dem Mittel(weg) gewinnen.

32. Das Erwecken von Liebe zu einem selbst,
das Mehren von Ehre für die Frauen,
das Gewinnen des Vertrauens eines Mädchens – wer dies versteht,
der dürfte ihnen lieb sein.

33. „Mit gar zu großer Schamhaftigkeit ist sie begabt!“ –
wer aber so (sprechend) ein Mädchen verschmäht,
der wird als einer, der die Gedanken (einer Frau) nicht versteht,
wie ein (Stück) Vieh mißachtet.

34. Oder aber wenn sie mit Ungestüm von einem bestürmt
wird, der ein Mädchengemüt nicht versteht,
dann erfaßt sie Furcht, Zittern, Aufregung
und gleichzeitig Haß.

35. Wenn sie keinen Liebesgenuß erlangt hat
und durch Erregung durch den (Mann) beleidigt wurde,
wird sie entweder eine Hasserin der Männer,
oder sie folgt haßerfüllt einem anderen.

DRITTES KAPITEL: *Annäherung an das Mädchen; Erklärung von Mienenspiel und Gebärden*

1. Aber ein von Geldmitteln Entblößter – sei er auch mit Vorzügen ausgestattet –, oder ein (Mann) von mittelmäßigen Qualitäten, der (aus Mangel an Angehörigen) keine Veranlassung hat, oder ein (zu) wohlhabender Nachbar, oder ein von Eltern und Brüdern Abhängiger, oder einer, der angemessenen Zugang hätte, aber von kindlichem Verhalten ist – (diese) sollten wegen der Unerreichbarkeit des Mädchens nicht freien.
2. (Ein solcher kann allenfalls) sie sich von Kindheit an zugetan machen.
3. Und unter solchen Bedingungen soll er, der in der Familie des Mutterbruders im Südland als Kind (des Hauses) weilte, von Mutter und Vater getrennt lebt und einen mißachteten Rang einnimmt, die wegen ihres Übermaßes an Reichtum unerlangbare Tochter des Onkels, auch wenn sie zuvor (schon) einem anderen gegeben wurde, gewinnen.
4. Auch nach einer anderen, die außerhalb (der Familie) steht, soll er (wenn es sich lohnt) trachten.
5. Indem (das Gewinnen) des Mädchens zur Erlangung von Dharma führt, ist das Gewinnen des Mädchens rühmenswert; so (urteilt) Ghoṭakamukha.

6. Mit ihr zusammen soll er sich im Blumensammeln, (Kranz-) Flechten, (Spielzeug-) Häuserbau, Puppenspiel und Zubereiten von Speisen und Getränken üben, und zwar je nach Vertrautheit und Alter.
7. Das Würfelspiel, das Webspiel, das Faustspiel[190], das Kleinfingerspiel usw., das Fangen des Mittelfingers[191], das Sechs-Kiesel-Spiel und andere der Landessitte entsprechende (Spiele) soll er entsprechend der Eigenart

des (Mädchens) mit den damit vertrauten Sklaven und Dienerinnen und mit ihr selber spielen.

8. Spiele wie Verstecken, Anfang[192], Salzkarawane, Windmühle[193], Weizenhaufen[194], Fingerklopfen[195] und andere mit Freundinnen sind (Spiele des jeweiligen) Landes.

9. Die der (junge Mann) für ihre Vertraute hält, mit der soll er eine unmittelbare Verbindung herstellen. Und er möge auf vertrauten Umgang achten.
10. Und ihre Milchschwester soll er mit Zuneigung und Freundlichkeit hervorragend aufnehmen. Denn diese könnte, wenn sie (daran) Gefallen findet und (seine) Absichten erkannt hat, ihn und sie vereinen, ohne (ihn) abzuweisen. Auch nicht (darum) gebeten, handelt sie wie eine (die beiden hilfreich) Führende.
11. Denn selbst wenn sie (seine) Absichten nicht kennt, dürfte sie aus Zuneigung (seine) Vorzüge herausstellen, damit die Angebetete entzückt wird.

12. Wonach auch immer ein Verlangen der Liebsten (besteht), das soll er herausfinden und (ihr) verschaffen.
13. Originelle Spielsachen, die man bei anderen (Mädchen) selten findet, soll er (ihr) mühelos basteln.
14. So zeige er (ihr) einen Ball, der mit einigen Linien verziert und wenigen Ornamenten versehen ist, und anderes, etwa aus Stoff, Holz, Büffel(horn) und Elfenbein (gefertigte) Puppen und (solche) aus Honigresten, Mehl und Ton.
15. Und eine Darlegung seiner Fertigkeiten im Essenkochen (ist ebenfalls anzuraten).
16. (Er schenke bzw. verfertige ihr) zwei – ein männliches und ein weibliches – (untereinander) verbundene, aus einem Holz (geschnitzte) Schafe; Schafe und Ziegen; Spielzeugtempel, aus Ton, Rohr und Holz gefertigt; Käfige für Papageien, indische Kuckucks, Predigerkrähen, Reiher, Hähne und Rebhühner; Wassergefäße von verschiedener Form; Spielapparate, kleine Lauten; (Kosmetik-) Regale, Lack, rotes Arsenik, gelbes Arsenik, Zinnober, schwarze Farbe u.a.m. Ferner (geschehe) das Überreichen von Sandel, Safran sowie – je nach der

Zeit – von Betelnüssen und -blättern, im Bereich des Möglichen heimlich, (das) der offen (zu gebrauchenden) Sachen offen. Er bemühe sich, daß sie ihn (als einen) betrachtet, der alle (ihre) Wünsche erfüllt.

17. Zu einem Stelldichein bitte er sie heimlich. Ebenso (geschehe) das Anknüpfen einer Unterhaltung (heimlich).
18. Für das heimliche Schenken bezeichne er als Ursache seine Furcht vor den Eltern. Außerdem könnte das Geschenk auch für eine andere Person begehrenswert werden.
19. Wächst die Zuneigung und richtet (das Mädchen) den Sinn auf Geschichten, möge er sie durch passende, das Gemüt bewegende Geschichten erfreuen.
20. Ist sie mit Wunderdingen bezwingbar, mag er sie durch Zauberkunststücke verblüffen. Ist sie den Künsten zugetan, (imponiere er ihr) durch Geschicklichkeit in diesen; liebt sie Gesang, (erfreue er sie) mit Gesängen als Ohrenschmaus. Am Vollmondtag eines bestimmten Monats in der Regenzeit, in der achten Nacht der abnehmenden Mondphase eines bestimmten Herbstmonats, am Vollmondtag eines anderen Herbstmonats, bei Festen, bei Wallfahrten, bei einer (Sonnen- und Mond-) Finsternis oder auf dem Heimweg (erfreue er sie) mit verschiedenartigen Diademkränzen, mit Ohrenschmuck sowie mit Geschenken vor allem von Wachs, Kleidern, Fingerringen und Schmucksachen (überhaupt) – sofern er (diese Geschenke) nicht für schadenbringend ansieht.

21. Die Milchschwester, welche einsieht, daß er im Vergleich zu anderen Männern ausgezeichnet ist – denn sie hat (selbst schon andere) Männer gehabt (und kann daher Vergleiche ziehen) –, soll er die vierundsechzig Künste lehren.
22. Durch den darauf gerichteten Unterricht (der Milchschwester) möge er der Angebeteten seine Geschicklichkeit in der Liebeskunst verdeutlichen.
23. Er biete stets den Anblick ausgewählter Kleidung. Wenn sie Gefühle (für ihn) hat, spüre er es an Mienenspiel und Gebärden.

24. Die noch jungfräulich sind, lieben am ehesten einen Mann, der (ihnen) vertraut ist und den sie wiederholt sehen. Doch auch als Liebende werden sie nicht aktiv, sagt das Sprichwort. Dies sind die (Methoden) der Annäherung an ein Mädchen.

25. Wir werden (jetzt) Mienenspiel und Gebärden besprechen.

26. Ins Angesicht blicke sie ihm jedoch nicht. Wird sie angeblickt, zeige sie Scham. Ihren prachtvollen Körper zeige sie (nur) unter einem Vorwand. (Nur) wenn er abgelenkt, verborgen oder (schon) vorübergegangen ist, blicke sie den Liebsten an.

27. Und nach etwas gefragt, spreche sie mit einem Lächeln, in undeutlichen Silben und mit unentschiedenem Sinn, sehr langsam und mit gesenktem Antlitz. An langem Aufenthalt in seiner Nähe erfreue sie sich. Befindet sie sich fern (von ihm), spreche sie in dem Wunsch: „Er soll mich sehen!" (ihre) Umgebung mit ausdrucksvoller Miene an (und) verlasse die Stelle nicht.

28. Wenn sie etwas gesehen hat, breche sie in Gelächter aus. Dort veranlasse sie um des Bleibens willen eine Erzählung. Einem auf ihrem Schoß befindlichen Kind gebe sie einen Kuß und umarme es. Einer Dienerin male sie ein Stirnzeichen auf. Von (ihren) Leuten umgeben, zeige sie diese und jene Scherze.

29. Seinen Freunden vertraue sie, und deren Rede schätze sie hoch und handle (danach). Mit seinen Dienern stelle sie sich gut und lasse sich mit ihnen in Unterhaltung und Spiel ein. Mit ihren eigenen Obliegenheiten beauftrage sie sie, wie (deren) Gebieter (es täte). Und wenn dieselben mit jemand anderem über den Liebsten erzählen, höre sie dem sehr aufmerksam zu.

30. Von der Milchschwester aufgefordert, betrete sie des Liebsten Wohnstatt. Indem sie jene einschaltet, wünsche sie, mit ihm bei Würfeln, Spiel und Unterhaltung zusammen zu sein. Als Ungeschmückte einen Anblick (zu bieten), vermeide sie. Wird sie um einen Ohrschmuck, einen Fingerring oder einen Kranz von ihm gebeten, nehme sie (dies) entschlossen von der (betreffenden) Stelle ab und gebe es in die Hand der Freun-

din. Was (ihr) von ihm gegeben wurde, behalte sie für immer. Bei Gesprächen über andere Freier werde sie bestürzt, und sie gebe sich nicht mit deren Parteigängern ab.

31. Und hierzu (gibt es) zwei Verse:

Hat man diese gefühlvollen
Mienen und Gebärden gesehen,
soll um der Vereinigung mit dem Mädchen willen
man diese und jene Mittel erwägen.

32. Durch Kinderspiele ist ein kleines Mädchen,
durch die Künste eine im Jugendalter Stehende
zu gewinnen, und die voll erblühte Frau
durch die Gewinnung der Leute ihres Vertrauens.

VIERTES KAPITEL: *Bemühungen, um der einzige Mann für die Braut zu sein;*[20] *Erlangung eines begehrten Mannes durch das Mädchen; Erlangung des Mädchens durch das Bemühen des Mannes*

1. Hat sie Gebärden und Mienenspiel gezeigt, (die erfolgversprechend sind,) mache man sich an das Mädchen mit List heran.
2. Beim Würfelspiel und bei Spielen (überhaupt) fasse er im Wettstreit mit (ausdrucksvoller) Miene ihre Hand.
3. Er wende die Regeln für die berührende usw. Umarmung, wie besprochen, an.
4. Beim Ausführen des Blätterritzens[196] soll er ihr ein (Tier-) Pärchen zeigen, das seine eigene Absicht verdeutlicht.
5. Auf diese Weise soll er gelegentlich (auch noch) anderes zeigen.

6. Beim Wasserspiel soll er, fern von ihr im Wasser untergetaucht, sich (unter Wasser) in ihre Nähe begeben und, nachdem er sie berührt hat, ebendort auftauchen.

7. Beim Jungblattspiel usw. (kann) ganz besonders ein Kundtun der Gefühle (erfolgen).
8. (Er gebe einen) Bericht von seinem (Herze)leid, (doch) ohne (genaue) Angaben,
9. (und erzähle auch) von einem gefühlvollen Traum unter anderem Vorwand.[197]

10. Bei einem Schauspiel oder in der Gesellschaft seiner Leute setze er sich in (ihre) Nähe. Dort berühre er (sie), indem er etwas anderes (zu tun) vorschützt.
11. Und um des Stützens willen drücke er mit dem Fuß (ihren) Fuß.
12. Danach mag er allmählich jede einzelne Zehe berühren.
13. Und mit der großen Zehe stoße er an (ihre) Nägelspitzen.
14. Ist das soweit vollbracht, soll er Schritt um Schritt weiter (aufwärts) streben.
15. Um sie dazu zu bringen, dies zu dulden, tue er es wiederholt.

16. Beim Füßewaschen drücke er mit den Zehen als Zange ihre Zehen.
17. Beim Darreichen oder Entgegennehmen eines Gegenstandes ist dementsprechende Leidenschaft (zu bekunden).[198]
18. Und am Schluß des Mundspülens werde sie mit Wasser besprengt.
19. (Mit ihm) allein und im Dunkeln beieinander sitzend, soll er sie duldsam machen, auch beim Lagern auf der gleichen Stelle.
20. Dort (erfolge) wahrheitsgemäß, ohne (sie) zu erschrekken, das Bekunden (seiner) Gefühle.
21. „Mit dir allein ist etwas zu erzählen!“, so sprechend, soll er dort ohne weitere Rede (sein) Gefühl bezeichnen, wie wir es im Kapitel über die Gattinnen anderer Männer besprechen wollen.

22. Hat er aber (ihre) Gefühle erkannt, soll er sie, eine Krankheit vortäuschend, um Neuigkeiten zu hören, in seine Wohnstatt holen lassen.

23. Für die Angekommene (hat er) den Auftrag, (ihm den) Kopf zu streicheln. Nachdem er ihre Hand ergriffen hat, lege er sie mit (ausdrucksvoller) Miene auf (seine) Augen und die Stirn.
24. Um des Vorwandes einer Medizin willen beauftrage er sie mit (seiner) Behandlung.
25. „Dies ist von dir zu erledigen! Das ist nämlich von niemand sonst als einem Mädchen anzufertigen." Wenn sie geht, soll er sie mit der Verpflichtung des Wiederkommens entlassen.
26. Die Anwendung dieser (List, sich krank zu stellen, geschehe) für drei Nächte und drei Dämmerungen (= Tage).
27. Um (sie) ständig zu sehen, fördere er die Gesellschaft mit der Ankommenden.
28. Auch in Gesellschaft mit anderen Frauen soll er um (ihres) Vertrauens willen mehr und mehr sich an sie heranmachen. Aber er soll es durch Worte nicht kundtun.
29. Selbst einer, den (seine) Gefühle weit vorangebracht haben, hat ja bei Mädchen keinen Erfolg bei (offenkundiger) Gleichgültigkeit; so (denkt) Ghoṭakamukha.

30. Aber wenn er sie für weitgehend gewonnen hält, soll er sie bestürmen.
31. Am Abend, in der Nacht und in der Dunkelheit sind die Frauen wenig scheu, zum Geschlechtsverkehr entschlossen und voller Leidenschaft, und sie weisen den Mann nicht zurück. Deshalb sind sie zu dieser Zeit (gefügig), so (besagt es) eine Redensart.
32. Selber an Bemühungen gehindert, lasse der Mann sie mit der Milchschwester oder einer Freundin, die seine Absichten erfaßt hat, mit der (Geliebten) vertraut ist und über die Angelegenheit nicht spricht, in die Nähe bringen. Danach soll er sie, wie besprochen, umwerben.
33. Oder er entsende seine Dienerin, damit diese ihre Freundin wird.
34. Beim Opfer, bei einer Hochzeit, Wallfahrt, einem Fest, einem Unfall (oder) wenn bei einem Schauspiel das Volk zusammenströmt, hier und dort, soll er auf die

Gebärden und Mienen sehen, das Gefühl (für ihn) prüfen und sich ihr nahen, wenn sie allein ist.

35. Denn Frauen, deren Zuneigung erschaut wurde, wenden sich nicht ab, wenn sie am (rechten) Ort und zur (rechten) Zeit erobert werden, sagt Vātsyāyana.
Dies sind die Bemühungen, um der einzige Mann (der Braut) zu sein.

36. Ein Mädchen, das kaum eine (anderweitige) Gelegenheit hat, wenn es auch Vorzüge besitzt; das von Geldmitteln entblößt ist, wenn auch aus (guter) Familie (stammt), das von Gleichgestellten nicht umworben wird oder das von Vater und Mutter getrennt wurde oder das bei den Verwandten lebt, soll, wenn es das Jugendalter erreicht hat, selbst eine Verehelichung anstreben.

37. Sie soll einen tugendhaften, potenten, gut aussehenden (Mann) mit kindlicher Liebe umwerben.

38. Oder von wem sie denkt: „Ohne Rücksicht auf die Eltern, von allein, der Sinnlichkeit (unterlegen) wird er sich mir zuwenden!“ – den möge sie durch liebevolle, freundliche Umwerbungen und durch wiederholtes Erscheinen gewinnen.

39. Von (ihrer) Mutter wurde sie zusammen mit den Freundinnen und Milchschwestern ihm vorgestellt.

40. Mit Blumen, Düften und Betel in der Hand (mache sie) wenn er allein ist, zu ungewöhnlicher Stunde bei ihm (ihren) Besuch. Beim Kundtun (ihrer) Geschicklichkeit in den Künsten oder beim Massieren, beim Drücken des Kopfes (stelle sie) ihre Erfahrung unter Beweis. Der Eigenart des Umworbenen angemessenes Erzählen von Geschichten (soll folgen; ansonsten) gehe sie so vor, wie es in den „Annäherungen an ein Mädchen“ gesagt wurde.

41. Auch wenn sie nahe (bei ihm ist), soll sie den Mann nicht bedrängen. Eine junge Frau nämlich, die selbst die Initiative ergreift, büßt (ihre) Beliebtheit ein, so (sprechen) die Lehrer.

42. Doch gehe sie auf sein Werben in angemessener Weise ein.

43. Und wird sie umarmt, gebe sie sich nicht der Leidenschaft hin. Zart nehme sie (sein) Mienenspiel auf, als kenne sie (seine Bedeutung) nicht. Will er sich (ihres) Mundes bemächtigen, (ist seinerseits) Gewaltanwendung (geboten).

44. Wird sie um (Gewährung von) Liebesfreuden gebeten, (dulde sie) das Berühren (ihrer) Schamgegend (nur) mit Mühe.

45. Auch wenn sie (darum) angefleht wird, entblöße sie selbst (ihren Körper) nicht gar zu weit, da eine andere Situation mit der Zeit eine Unentschiedenheit (mit sich bringen kann).[199]

46. Wenn sie aber meint: „Er ist in mich verliebt und wird sich nicht (von mir) abwenden!", dann soll sie den Mann anspornen, daß er (sie) vom Kindsein befreit.

47. Ist sie vom Kindsein befreit, tue sie (dies ihren) Vertrauten kund.
Dies ist das Geneigtmachen eines zu erobernden Mannes.

48. Und dazu (gibt es) folgende Verse:
Wen aber das umworbene Mädchen
für eine Stütze, für das Glück hält,
für geeignet und für gehorsam,
mit dem soll sie die Ehe schließen.
49. Wenn sie ohne Rücksicht auf gute Eigenschaften,
auf Schönheit und Erfahrung,
nur aus Geldgier einen Gatten sucht,
auch wenn es (dabei) Rivalinnen gibt,
50. dann soll sie einen tugendhaften, ergebenen,
potenten, heftig verlangenden (Mann),
der (sie) mit (allen) Mitteln umwirbt,
als Mädchen nicht betören.
51. Besser ein Ergebener, auch wenn er arm ist,
einer, der, wenngleich ohne Vorzüge, (nur) für sich sorgt,
als einer, der, wenn er auch Vorzüge aufweist,
viele als Gatte zu erhalten hat.
52. Gewöhnlich haben Reiche viele Frauen,
die ungehindert (wandeln können).

Aber wenn auch äußerlicher Genuß vorhanden ist,
sind sie (doch) ohne inneres Glück[200],
(wenngleich) äußerlich glücklich.

53. Bewirbt sich aber ein niedrig (geborener)
oder ein (bereits) grauhaariger Mann,
und einer, der viel ins Ausland reist,
der verdient eine (solche) Verbindung nicht.

54. Wer (nur) aus Zufälligkeit wirbt,
oder auch, wer ein heuchlerisches Spiel treibt,
und wer Frau und Kinder hat,
der verdient eine (solche) Verbindung nicht.

55. Bei Gleichheit der Vorzüge ist unter den Bewerbern
ein Freiender *der* Freier:
hier bei dem Bewerber ist der Vorzug,
dessen Wesen nämlich die Zuneigung ist.

Fünftes Kapitel: *Hochzeitsfeier*

1. Im allgemeinen nahe man sich, sofern man (eine Gelegenheit), das Mädchen allein zu sehen, nicht erlangt hat, auf die Weise, daß man die Milchschwester durch Liebe und Freundlichkeit gewinnt.
2. Indem sich diese so stellt, als kenne sie den Freier nicht (näher), begeistere sie (die Umworbene durch die Schilderung) seiner Vorzüge. Sie soll ihr besonders die hervorragenden Tugenden des Freiers schildern.
3. Die Fehler der anderen Bewerber, die (ihren) Absichten zuwiderlaufen, lege sie dar,
4. ferner die Verständnislosigkeit der Eltern für (des Freiers) Vorzüge, ihre Habgier und die Leichtfertigkeit der Verwandten.
5. Daß es auch andere, ebenbürtige Mädchen (gegeben hat), die Śakuntalā[201] und andere, die durch eigenes Werben einen Gatten erlangten und der Freuden der Liebe teilhaftig wurden – davon soll sie ihr berichten.
6. In vornehmen Familien (dagegen) sehe man (Frauen), die wegen der Nebenfrauen niedergedrückt, verhaßt, unglücklich und vernachlässigt sind.

7. Und sie schildere seine Zukunft.
8. Sie schildere das unzerstörbare Glück für sie als alleinige Ehefrau und die Verliebtheit des Freiers.

9. (Entsteht) bei ihr Verlangen (nach Liebe), soll sie (ihre Furcht vor) Verderben, (ihre) Angst und Scham mit (stichhaltigen) Gründen überwinden.
10. Sie erfülle alle Aufgaben einer (Liebes-) Botin.
11. „Indem du unbeteiligt bist, wird (dein) Freier dich mit Gewalt ergreifen; so dürfte dies richtig befolgt sein!", (damit) möge sie (die beiden) vereinigen.

12. Der Freier soll die (zur Braut) Erlangte, die sich am verabredeten Platz befindet, nachdem er aus dem Hause eines gelehrten (Brahmanen) Feuer geholt, Grashalme gestreut und nach Vorschrift geopfert hat, dreimal (um das Hochzeitsfeuer) herumführen (und damit heiraten).
13. Danach tue er (dies) der Mutter und dem Vater kund.
14. Heiraten angesichts des Feuers werden nämlich nicht rückgängig (zu machen sein), so (lautet die) von den Lehrern (gegebene) Regel.
15. Wenn er mit ihr geschlafen hat, tue er dies allmählich seiner Familie kund.

16. Er richte es so ein, daß ihre Verwandten, um Schande für die Familie zu vermeiden und der Furcht vor Strafe zu begegnen, sie nur ihm geben.
17. Und gleich darauf möge er durch liebevolles Entgegenkommen und Zuneigung ihre Verwandten erfreuen.[202]
18. Somit mache er eine (sogenannte) Gandharva-Hochzeit.
19. Wenn (das Mädchen) sich widersetzt, nehme er ein anderes Mädchen, das leichten Zugang (zu jener) hat, von (guter) Familie, von früher her vertraut und (ihm) geneigt ist, zu Hilfe. Durch diese lasse er jene an einen geeigneten Ort unter der Vortäuschung einer anderen Absicht bringen.
20. Danach (besorge er) aus dem Haus eines gelehrten

(Brahmanen) Feuer usw., genau so, wie oben (ausgeführt).

21. Kommt die Hochzeit (mit einem anderen Mann) heran, soll (die Vermittlerin) der Mutter des (Mädchens) wegen der Fehler dieses (Mannes), auf den die Wahl gefallen ist, ins Gewissen reden.

22. Darauf führe (die Vermittlerin) mit der (reuigen Mutter) Erlaubnis nachts den Freier ins Haus einer Nachbarin und (besorge) aus dem Haus eines gelehrten (Brahmanen) Feuer usw., genau so, wie oben (ausgeführt).

23. Oder (der Freier) möge einen gleichaltrigen Bruder der (Umworbenen), der es mit Huren oder Gattinnen anderer Männer treibt, durch einen schwierig zu bewerkstelligenden Freundschaftsdienst und (überhaupt) durch liebevolle Aufmerksamkeiten auf recht lange Zeit an sich fesseln.
Und am Ende lasse er (ihn) den (Heirats-) Plan wissen.

24. Im allgemeinen nämlich geben junge Leute für Freunde von gleichem Charakter, Hang und Alter sogar das Leben hin. Darauf lasse er sie durch ihn (unter dem Vorwand) einer anderen Absicht holen, (und zwar) an einen geeigneten Ort, genau so, wie oben (ausgeführt).

25. In[203] der achten Nacht der abnehmenden Mondphase eines bestimmten Herbstmonats und bei anderen (passenden Gelegenheiten) lasse die Milchschwester (die Umworbene) einen Rauschtrank trinken und führe sie, indem sie irgendeinen persönlichen Vorwand angibt, an den verabredeten Aufenthaltsort des Liebhabers. Nachdem dieser dort mit ihr, die infolge des Rauschtranks über kein Bewußtsein (mehr) verfügt, geschlafen hat, – weiter wie oben.

26. Nachdem er die Schlafende, die über kein Bewußtsein (mehr) verfügt und, da er die Milchschwester entlassen hat, (nun) allein ist, beschlafen hat, – weiter wie oben.

27. Hat der Freier erfahren, daß sie in ein benachbartes Dorf oder in einen Garten geht, soll er, wohlversehen mit Gefährten, nachdem er den Beschützern (des Mäd-

chens) Angst eingejagt oder (sie) getötet hat, das Mädchen rauben.
Dies sind die Hochzeitsarten.

28. Jede jeweils vorhergehende Hochzeitsart
dürfte die bessere sein, gemäß der religiösen Satzung.
(Nur) wenn eine vorhergehende Art nicht gegeben ist,
(wähle man) die jeweils folgende.

29. Indem ja der verschiedenen Hochzeitsarten
Lohn die Zuneigung ist,
wird, auch wenn er auf einem mittleren (Platz steht),
der Gandharva-Ritus als gute Vereinigung gepriesen.

30. Da er Glück bringt und auch keinen großen Aufwand (erfordert),
weil er hier ohne Freien (vorgenommen wird),
und da sein Wesen in der Zuneigung besteht,
wird der Gandharva-Ritus als bester angesehen.

VIERTER HAUPTTEIL: AUF DIE ROLLE DER GATTIN BEZÜGLICHES

ERSTES KAPITEL: *Verhalten der treuen*[204] *Gattin*

1. Die treue Gattin verhalte sich in tiefem Vertrauen zum Gatten durch (ihre) Gunst wie zu einem Gott.
2. Sie soll mit seiner Zustimmung die Sorge um die Familie auf sich nehmen.
3. Und das Haus (sei) sauber, eine wohlgeordnete Stätte; (über das Haus) verteilt seien verschiedenartige Blumen; glatt (sei) der Fußboden; herzerfreuend (sei) der Anblick; dreimal täglich finde das Opferwerk statt; in Ehren gehalten werde die Götterstätte.[205]
4. Nichts anderes als dies ergreift ja das Gemüt der Hausväter, (sagt) Gonardīya.

5. Zu ehrwürdigen Verwandten[206], zur Dienerschar, zu den Schwestern des Liebsten und zu deren Gatten (sei ihr) Verhalten angemessen.

6. An vollständig (vom Unkraut) befreiten (Stellen) lege sie Beete an für Grünzeug und Gemüse, (ferner) für Zuckerrohrstengel, Kümmel, Senf, Petersilie, Sojabohnen und Lorbeerbüsche,
7. für (Büsche von) Wassernüssen[207], Myrobalanen, Jasmin, Muskat[208], Kuraṇṭaka[209], einer (anderen) Jasminart, Tagara[210], Nandyāvarta, Chinarosen[211] u. a.; (ferner) für blütenreiche (Pflanzen, wie) Andropogon, Uśīraka[212] und Pātālika[213]. Und im Baumgarten lege sie angenehme, ebene Plätze an.
8. In der Mitte lasse sie einen Brunnen, eine Zisterne oder einen länglichen See graben.

9. Mit Bettlerinnen, Wandernonnen, (buddhistischen) Bettelweibern[214], Dirnen, Gauklerinnen, Wahrsagerinnen und Hexen soll sie nicht verkehren.

10. Und beim Essen soll sie herausfinden, was ihm schmeckt und was ihm zuwider ist, was ihm verträglich und was ihm unverträglich ist.

11. Wenn sie von draußen das Geräusch des ins Haus kommenden (Gatten) hört, soll sie, indem sie spricht: „Was ist zu tun?“, aufmerksam in der Diele stehen.
12. Indem sie die Dienerin wegstößt, soll sie selbst (seine) Füße waschen.
13. Und dem Liebsten biete sie in der Einsamkeit (ihren) Anblick nicht, wenn sie (ihren) Schmuck abgelegt hat.
14. Wenn er zuviel ausgibt oder Aufwand für schlechte (Menschen) treibt, soll sie (ihn) insgeheim ermahnen.

15. Einen Gang auf Einladung, zu einer Hochzeit, zu einer Opferveranstaltung, zu einem Treffen mit Freundinnen (oder) zur Prozession zu einer Gottheit mache sie (nur, wenn es ihr vom Gatten) erlaubt wurde.

16. Und bei allen Spielen (sei ihr) Verhalten in Übereinstimmung mit ihm.
17. Hinlegen nach (ihm), Aufstehen vor (ihm), kein Wekken des schlafenden (Gatten: das sind ihre Pflichten).
18. Und die Küche sei (vor Unberufenen) gut geschützt und vorzeigbar[215].

19. Ist sie über ein Vergehen des Liebsten etwas beunruhigt, tadle sie (ihn dennoch) nicht allzusehr.
20. Allenfalls tadle sie ihn mit einer Schimpfrede, wenn er sich inmitten einer Freundesschar befindet oder allein ist; doch sei sie keine Wurzelzauberin,
21. denn nichts anderes ist so wie dies (Behexen mittels Wurzeln) die Ursache von Mißtrauen, so (spricht) Gonardīya.

22. Üble Rede, bösen Blick, Sprechen mit woandershin (gerichtetem Blick), Aufenthalt in Nähe der Tür oder Ausschauhalten (von dort), Unterhaltung in Hainen (und) langdauernden Aufenthalt an verborgenen (Orten) vermeide sie.

23. Auf Schweiß, Zahnbelag und schlechten Geruch soll sie achten; sie sind Ursache von Abneigung.
24. Viel Schmuck, verschiedenartige Blumen und Salben, ein in verschiedenen Farben leuchtendes Kleid – das ist die Aufmachung beim Aufsuchen (des Gatten).
25. Ein sehr dünnes, feines Seidenkleid, maßvoller Schmuck, Parfüm, nicht übermäßig viel Schminke sowie weiße und andere Blumen – das ist die Aufmachung bei Vergnügungen.

26. Einem Gelübde oder dem Fasten des Liebsten schließe sie sich selbst durch die Tat an. Wird sie daran gehindert, mache sie mit (dem Satz): „Nicht bin ich hier zurückzuweisen!" sein Wort rückgängig.

27. Aus Ton, Rohr, Holz, Leder (gefertigte Gegenstände) und Geräte sind zur (rechten) Zeit billig zu erwerben.

28. Ferner soll (die Gattin) in der Wohnstatt ein verborgenes Lager von Salz und Öl sowie von schwierig erhältlichen Duftstoffen, Gewürzdosen und Arzneien anlegen.

29. Das Besorgen von Samen und die Aussaat von Rettich, Taro, Rüben, des Damanaka-Baumes[216], von Āmrātaka[217], Melonen, Koloquinten, Eierpflaumen, Flaschenkürbissen, Flaschengurken, Sūraṇa[218], Papageienschnabel, Juckbohnen[219], Sesam, Agnimantha[220], Knoblauch, Zwiebeln usw. und (überhaupt) allen Kräutern (geschehe) rechtzeitig.

30. Und über das Vermögen gebe sie Fremden keine Auskunft, auch nicht über das vom Gatten Geplante.

31. Die (ihr an Alter und Stellung) gleichen Frauen soll sie an Geschicklichkeit, Pracht, beim Kochen, an Verstand sowie in Handfertigkeiten übertreffen.

32. Nachdem sie das Jahreseinkommen errechnet hat, soll sie eine entsprechende (Aufstellung der) Ausgaben vornehmen.

33. Sie soll verstehen: die Zubereitung von Schmelzbutter aus der von der Mahlzeit[221] übriggebliebenen Milch sowie von Öl und Melasse; das Spinnen von Baumwollgarn und das Weben des Garns; das Zusammendrehen von Tragbändern, Seilen, Stricken und Bast; das Stampfen (im Mörser) und das Enthülsen; die Verwendung von Schaumspeise[222], Rahm[223], Spelzen, Körnern, Reispuder und Kohlen; das Maß des Lohns und Unterhalts der Diener; das Bestellen des Ackerbaus und die Aufzucht des Viehs sowie den Umgang mit Zugtieren[224]; das Halten von Widdern, Hähnen, Wachteln, Papageien, Predigerkrähen, Kuckucken, Pfauen, Affen und Gazellen; sowie das Abstimmen der täglichen Einnahmen und Ausgaben.

34. Sie sammle seine schlechtesten und alten Gewänder. Mit diesen verschiedenfarbigen oder (auch) einfachen[225] Kleidungsstücken soll sie den Dienern, die ihre Arbeit getan haben, einen Gefallen tun. Oder es (finde) eine Gabe an Leute, die durch den Besitz (solcher

Sachen) geehrt werden (sollen, statt). Oder (es gibt) sonsteine Verwendung (dafür).

35. Außerdem (besorge sie) das Aufstellen von Branntwein- und Rumkrügen (und überwache) den Genuß. Sie kümmere sich um Kauf und Verkauf, Einkommen und Ausgaben.

36. Die Verehrung der Freunde des Liebsten mit Gaben von Kränzen, Salbe und Betel (sei) der Regel gemäß (ihre Pflicht).

37. Der Schwiegermutter und dem Schwiegervater hat sie zu dienen. Ihnen gegenüber (bestehe) Abhängigkeit. Sie erlaube sich keine Widerrede. (Ihre) Art des Sprechens sei maßvoll, nicht aufbrausend, ohne laut zu lachen. (Ihr) Verhalten gegenüber den Freunden und Feinden der (Schwiegereltern sei) wie zu ihren eigenen Freunden und Feinden.

38. Bei den Mahlzeiten (zeige sie) Bescheidenheit,

39. gegenüber (ihrer) Umgebung Liebenswürdigkeit.

40. Ohne es dem Liebsten mitzuteilen, (erfolge) kein Geschenk an irgend jemand.

41. Die Beschränkung des Gesindes auf seine eigenen Arbeiten und Beschenken (desselben) bei Festlichkeiten – dies (alles gehört) zum Verhalten der treuen Gattin.

42. Ist er verreist, trage sie ausschließlich Amulette als Schmuck, faste (zu Ehren) einer Gottheit, warte auf Nachricht und kümmere sich um die häuslichen Arbeiten.

43. Und (ihr Nacht-) Lager (sei) zu Füßen der (Schwieger-) Eltern. Mit deren Genehmigung (gehe sie ihren) Aufgaben (nach). Und (sie gebe sich) Mühe beim Erwerb oder bei der Instandsetzung von Sachen, die vom Liebsten geschätzt werden.

44. Bei den ständigen und den gelegentlichen Arbeiten (sei) der (geldliche) Aufwand (nicht größer als) der übliche. Die Absicht (der Gattin richte sich) auf die Vollendung der vom (Gatten) angefangenen Arbeiten.

45. (Sie unternehme) keinen Besuch in der Familie (ihrer) Verwandten, außer bei einem Unfall und bei einem Fest. Auch dann (gehe sie nur) in Begleitung der Die-

nerschaft des Liebsten und (dehne ihren) Aufenthalt nicht zu lange (aus), ohne die während der Reise (des Gatten angelegte einfache) Kleidung abzulegen.

46. (Ferner erfolge) die Einhaltung der von den (Schwieger-) Eltern gebilligten Fasten. Mit ehrlichen, den Befehlen folgenden Dienern (und wiederum) mit Billigung (der Schwiegereltern bewirke sie) durch Kauf und Verkauf nach Möglichkeit die Mehrung des Vermögens und die Minderung der Ausgaben.

47. Und kehrt er zurück, zeige sie sich zuerst nur in derselben schlichten Aufmachung (wie zur Zeit seiner Abwesenheit). Sie verehre die Gottheiten und bringe Geschenke herbei. Das ist das Verhalten (der Gattin) während der Abwesenheit (ihres Mannes).

48. Und dazu (gibt es) zwei Verse:

Solchen Wandel führe eine das Heil
des Liebsten erstrebende treue Gattin,
ob sie (nun) eine Frau aus (guter) Familie
oder eine Wiederverheiratete oder auch eine
Hetäre ist.

Dharma[1], Artha[2] wie auch Kāma[3]
und eine (geachtete) Stellung
sowie einen Gatten ohne Nebenfrauen erlangen
die Frauen, die sich gutem Wandel widmen.

ZWEITES KAPITEL: *Verhalten der ältesten Gattin zu den Nebenfrauen*

1. Wegen der Dummheit, des schlechten Charakters, des Mißgeschicks, weil sie keine Kinder bekommt, weil sie wiederholt Mädchen zur Welt bringt oder wegen der Unbeständigkeit des Gatten (kann es zur) Zurücksetzung (der Gattin) durch eine Nebenfrau (kommen).
2. Das eben soll sie von Anfang an durch Beweise von Liebe, Charakter und Scharfsinn zu vermeiden suchen. Bekommt sie aber keine Kinder, soll sie selbst (ihn zum Heiraten) einer Nebenfrau drängen.

3. Wird sie (nun) zurückgesetzt, soll sie mit Aufbietung aller Kraft (der neuen Frau) eine Position bereiten, die höher ist als die eigene.
4. Und sie betrachte die Angekommene wie eine Schwester. Und mit Wissen des Gatten bemühe sie sich mit besonderem Eifer um die abendliche Aufmachung der (Nebengattin für deren Liebesnacht). Deren aus dem Glück entspringende Feindseligkeit oder Hochmut beachte sie nicht.
5. Ist (die neue Frau) gegenüber dem Gatten unachtsam, möge sie das übersehen. Wenn (jene) dabei meint, sich schon auf sich selbst berufen zu können, dann soll sie sie rücksichtsvoll belehren.
6. Sie lasse dem Liebsten zu Ohren kommen (und) weise insgeheim darauf hin, worin (deren) hervorragende Vorzüge bestehen.
7. Zu den Kindern (sei im Vergleich zu den eigenen) kein Unterschied. Gegenüber der Dienerschar (herrsche) besondere Nachsicht, gegenüber der Freundesschar Freundlichkeit, gegenüber den eigenen Verwandten keine allzu (auffallende) Aufmerksamkeit, aber gegenüber den Verwandten der (Nebenfrau) besondere Zuvorkommenheit.

8. Die durch mehrere (Nebenfrauen) zurückgesetzte Gattin soll sich mit derjenigen verbinden, zu der keine Kluft besteht.
9. Diejenige aber, die der Gatte ganz besonders (zu bevorzugen) beabsichtigt, soll sie, indem sie (sie) aufhetzt, mit der früher Bevorzugten in Streit geraten lassen.
10. Dann aber bemitleide sie (sie heuchlerisch).
11. Im Verein mit den (anderen Nebenfrauen) möge sie die Bevorzugte, ohne sich selbst herumzustreiten, herabsetzen.
12. Ist diese mit dem Gatten in Streit geraten, tröste sie sie, indem sie sich (scheinheilig) auf ihre Seite stellt und ihr gut zuredet.
13. (In Wirklichkeit) soll sie den Streit noch vergrößern.
14. Oder wenn sie den Streit als (nur) geringfügig erkannt hat, soll sie ihn weiter schüren.

15. Wenn sie aber meint, daß der Gatte dennoch dieser (Frau) gewogen (bleibt), dann soll sie sich (lieber) selbst um Einvernehmen bemühen.
Das ist das Verhalten der ältesten Gattin.

16. Die jüngste (Gattin) aber betrachte die (ältere) wie eine Mutter.
17. Sie überreiche ohne deren Wissen nicht einmal an Verwandte ein Geschenk.
18. Mit ihren eigenen Angelegenheiten wende sie sich an die (Ältere).
19. (Nur) mit (deren) Erlaubnis schlafe sie mit dem Gatten.
20. Außerdem soll sie die Rede der (Älteren) keiner anderen (wieder)erzählen.
21. Deren Kindern begegne sie aufmerksamer als den eigenen.
22. (Aber) insgeheim möge sie den Gatten vorzüglich bedienen.
23. Und von ihrem aus der Feindschaft der Nebenfrauen herrührenden Kummer berichte sie (ihm) nicht.
24. Und sie bemühe sich um die besondere, (doch) heimliche Gunst des Gatten.
25. „Durch diese (Gunst) lebe ich wie von einer Wegzehrung!" möge sie sprechen.
26. Davon aber erzähle sie, (etwa) aus Prahlerei oder Leidenschaft, nicht in der Öffentlichkeit.
27. Eine (Frau), die Geheimnisse verletzt, erfährt nämlich die Verachtung des Ehegatten.
28. Und aus Furcht vor der ältesten (Gattin) soll sie nach heimlicher Ehrung (seitens des Gatten) streben, so (denkt) Gonardīya.
29. Ist die älteste Gattin unglücklich und bleibt ohne Kinder, habe sie Mitleid und bringe auch den Gatten dazu, Mitleid zu zeigen.
30. Hat sie aber die (ältere Gattin) verdrängt, nehme sie den Platz der einzigen Gattin ein.
Das ist das Verhalten der jüngsten (Gattin).

31. Eine Witwe aber, die ihren Sinnen erliegt und wieder einen wohlhabenden tugendhaften (Mann) findet, die ist eine Wiederverheiratete.

32. (Geschieht) aber aus eigenem Wunsch wieder (ihr) Auszug aus der (ehelichen Wohnung mit den Worten:) „Ohne Vorzüge ist dieser (Mann)!“ – mag sie sich nach einem anderen umsehen, so (sprechen) die Anhänger des Bābhravya.
33. Nach Glück strebend, kann sie wohl einen anderen suchen.
34. Vorzüge und Genüsse (machen) die Vollkommenheit des Glücks (aus); darum ist ein Unterschied zu dem (der weder Vorzüge noch Genüsse bieten kann), so (lehrt) Gonardīya.
35. (Entscheidend ist,) daß er dem eigenen Herzen entspricht – so (lautet die Meinung des) Vātsyāyana.

36. Durch Verwandte erlange sie von ihrem Geliebten Trinkfeste, Feste in Gärten, fromme Gaben, Verehrung der Freunde und andere, Ausgaben erfordernde Zuwendungen.
37. Oder sie trage aus eigener Kraft (die Ausgaben für) seinen und ihren Schmuck.
38. Aus Liebe Geschenktes (kenne) keine Beschränkung.
39. Und wenn sie aus eigenem Antrieb von der (ehelichen) Wohnung fortgeht, soll sie für etwas aus Liebe Geschenktes etwas anderes vom Gatten Empfangenes hergeben.[226] Als Hinausgeworfene aber gebe sie gar nichts.

40. Wie eine Herrin trete sie in seiner Wohnstatt auf.
41. Zu den aus (guter) Familie stammenden (Nebenfrauen) sei sie freundlich.
42. Liebenswürdig (sei sie) stets zur Dienerschaft, voller Scherze, zu den Freunden (des Mannes voll) Hochachtung. In den Künsten (zeige sie) Geschick und überdurchschnittliches Wissen.
43. (Gibt er) Anlässe zum Streit, tadle sie selber den Liebhaber.

44. Heimlich (wenn sie mit ihm zusammen ist) wende sie die 64 Künste an. Und den Nebenfrauen sei sie von sich aus gefällig. (So empfiehlt sich) das Verschenken von Schmuck an deren Kinder. (Dennoch beanspruche

sie) deren Dienstbarkeit wie eine Herrin. Schmucksachen und Kleider verwende sie mit Umsicht. Gegenüber der Dienerschaft und der Freundesschar (übe sie) überaus (großzügiges) Verschenken. Sie veranstalte Gesellschaften, Trink- und Gartenfeste und Ausflüge[227].
Das ist das Verhalten einer Wiederverheirateten.

45. Eine Unglückliche aber, die sich wegen der Zurücksetzung (durch die anderen Frauen) quält, stütze sich auf diejenige, die beim Gatten die höchste (Wertschätzung) genießt. Und offen zeige sie ihre Kenntnisse der Künste. In (ihrer) unglücklichen Lage gibt es (für sie) keine Wahrung von Geheimnissen mehr.
46. Den Kindern des Liebsten leiste sie Dienste wie eine Milchschwester.
47. Und nachdem sie seine Freunde für sich eingenommen hat, soll sie durch diese (ihm) ihre Liebe kundtun.
48. Und bei kultischen Verrichtungen soll sie die Vorangehende sein, ferner bei Gelübden und Fasten.
49. Für die Dienerschaft (habe sie) Freundlichkeit. Sie soll sich selbst nicht als etwas Besonderes ansehen.
50. Auf dem Beilager soll sie gemäß des (Liebsten) Eigenart (seine) Zuneigung erwidern.
51. Und sie soll (ihn) nicht tadeln und keinen Unwillen zeigen.[228]
52. Und mit welcher (Nebenfrau) er zerstritten ist, die wende sie in Liebe (ihm wieder) zu.
53. Und die er heimlich liebt, die führe sie mit ihm zusammmen und schütze (sie).
54. Und daß der Liebste an (ihre) Gattentreue und Aufrichtigkeit glaubt, das möge sie vollbringen.
Das ist das Verhalten der unglücklichen Gattin.

55. Das Verhalten der Haremsfrauen ersehe man aus den folgenden Abschnitten.[229]
56. Kränze, Salben und Gewänder sollen von ihnen die Diener oder Zofen dem König überbringen (mit der Bemerkung): „Von den Herrinnnen wurde (dies) gesandt!"
57. Nachdem er es genommen hat, soll der König ihnen einen Opferrest als Gegengeschenk geben.

58. Und geschmückt möge er nachmittags alle schön geschmückten Frauen seines Harems auf einmal aufsuchen.
59. Je nach deren Zeitdauer[230] und Würde gewähre er ihnen Platz und Verehrung, dazu (erzähle er) lustige Geschichten.
60. Gleich darauf suche er auf die gleiche Weise die Wiederverheirateten auf,
61. anschließend die im Harem lebenden Hetären und Schauspielerinnen.
62. Die Plätze (aller) dieser Frauen des Harems sind Galerien in der besprochenen (Rangordnung).
63. Die Kammerfrauen aber und die Dienerinnen der Frauen des Harems sollen dem König, wenn er am Tage aus dem Bett aufsteht, melden, welche (Frau) als Schlafgefährtin (in Betracht kommt), welche übergangen wird und welche ihre Regel hat; (und sie sollen ihm) den Ring mit Siegel und die Salbe von ihnen (geben und mitteilen, welche) ihre Regel hat bzw. Schlafgefährtin wird.[18]
64. Diejenige, von der der König dabei (etwas) nimmt, bestimme er (damit) für das Beilager.
65. Und bei Festen (gebe es) für alle Frauen des Harems angemessene Verehrung und Getränke, bei Konzerten und Schauspielen auch.
66. Für die sich im Harem aufhaltenden (Frauen gibt es) kein Hinausgehen nach draußen und für die draußen befindlichen keinen Zutritt, abgesehen von den für ihre Lauterkeit bekannten. Und (damit ist) die ungestörte Ausübung der (Gatten-) Pflichten (gewährleistet).

So ist das Haremsdasein.

67. Und dazu[231] gibt es folgende Verse:

Ein Mann aber, der viele Frauen
zusammengeholt[232] hat, sei ein gleicher (zu ihnen).
Nicht begegne er ihnen mit Mißachtung,
noch dulde er Übeltaten.

68. Das bei der einen (bevorzugte) Liebesspiel
oder einen Makel des Körpers

oder auch einen im Vertrauen (geäußerten) Tadel,
das tue er den anderen nicht kund.

69. Nicht gewähre er freie Bahn den Frauen
in einer die Mitfrauen betreffenden Sache.[233]
Und derjenigen, die das mißbilligt,
gebe er nun gerade die Schuld.

70. Die eine durch heimliche Vertrauensbeweise,
die andere durch offene Ehrerbietungen,
wieder eine andere durch Hochachtung –
so entzücke er die Frauen.

71. Durch Besuche von Parks, durch Genüsse,
durch Geschenke, durch Ehrungen ihrer Verwandten
und durch geheime Liebesdienste
soll er jede einzelne erfreuen.

72. Eine junge Frau, die (ihren) Zorn besiegt hat,
und sich dem Lehrbuch gemäß verhält,
macht (sich) den Gatten ergeben
und triumphiert über die Nebenfrauen.

FÜNFTER HAUPTTEIL: AUF DIE GATTINNEN VON ANDEREN BEZÜGLICHES

ERSTES KAPITEL: *Kennzeichnung des Charakters von Mann und Frau*

1. Die (bereits) dargelegten[234] Gründe (sind maßgebend) für die Besuche bei fremden Ehefrauen.
2. Bei diesen prüfe man die Möglichkeit des Gefügigmachens, die Ungefährlichkeit, die Besuchswürdigkeit, Aussichten und Wandel.

3. Wenn man aber sieht, daß die Liebe von einer Stufe zur nächst (höher)en gelangt, dann soll man um des Schutzes vor Schädigung des eigenen Körpers willen fremde Ehefrauen aufsuchen.[235]

4. Und zwar (gibt es) zehn Stufen der Liebe.
5. Liebe mit den Augen, Anhaften im Geist, Aufkeimen einer Absicht, Schlaflosigkeit, Abmagerung, Abwenden von den (Sinnes-) Objekten[236], Versiegen des Schamgefühls, Tollheit, Ohnmacht, Tod – diese sind deren Kennzeichen.

6. Hierbei[237] möge man aus der Haltung und (anderen) Zeichen der jungen Frau auf Charakter, Wahrheitsliebe, Lauterkeit, Bezwingbarkeit und Leidenschaftlichkeit schließen, so (raten) die Lehrer.
7. Wegen der Zweideutigkeit der Haltung und (anderen) Zeichen ist nur aus den Gebärden und Mienen auf das Wesen einer Frau zu schließen, so (lehrt dagegen) Vātsyāyana.
8. Wenn sie irgendeinen gut aussehenden Mann erblickt hat, liebt ihn die Frau, und ebenso (verhält sich) der Mann zur Frau. Dennoch geht aus (bestimmter) Rücksicht (die Sache) nicht (immer) voran, so denkt Goṇikāputra.

9. Dabei (gibt es) bezüglich der Frau einen Unterschied.
10. Nicht berücksichtigt die Frau Recht und Unrecht; sie liebt eben! Aber mit Rücksicht auf die Folgen geht sie nicht (immer auf den Mann) ein.
11. Und wird sie entsprechend ihrer Eigenart von einem Mann umworben, wendet sie sich ab, obwohl sie (selbst) Absichten hat.
12. (Nur wenn) sie wieder und wieder umworben wird, wird sie gewonnen.
13. Aber der Mann, der die Satzung der Religion und die Sitte der Edlen berücksichtigt, wendet sich ab, auch wenn er verliebt ist.
14. Eine solche Einsicht besitzend, wird er nicht gewonnen, auch wenn er umworben wird.
15. Ohne (auf Wollust zielenden)[238] Grund wirbt er. Wenn er geworben hat, wirbt er nicht wieder. Und bei einem Erfolg verfällt er in Gleichgültigkeit.
16. Die leicht zu Erlangende schätzt er gering. Die schwer zu Erlangende begehrt er. So (lautet) eine Redensart.

17. Hierbei (gibt es für die Frau folgende) Gründe für ein Sichabwenden:
18. Zuneigung zum Gatten,
19. Rücksicht auf die (eigenen) Kinder,
20. vorgerücktes Alter,
21. Niedergedrücktsein durch Kummer,
22. Unmöglichkeit einer Trennung,[239]
23. „Unter Mißachtung (meiner Person) fordert er (mich) auf!"; (darüber empfindet sie) Zorn,
24. „Er ist undurchschaubar!", (daraus ergibt sich) ein Mangel an Entschlußfreudigkeit,
25. „Er wird gehen!", (die Sache ist also) ohne Zukunft; „anderswo ist sein Sinn gefesselt!",
26. „Unverstellt ist (seine) Miene!",[240] (darüber herrscht bei ihr Beunruhigung),
27. „Den Freunden hat er (sein) Herz ausgeschüttet; (nur) auf diese (nimmt er) Rücksicht!"
28. „Aus nichtigen (Gründen) umwirbt er (mich)!", (diese) Befürchtung (besteht),
29. „Er ist ein bedeutender Mann!", (davor hat sie) Angst,
30. „Er ist von feurigem Temperament oder (sehr) potent!" ist die Befürchtung der Gazelle[241],
31. „Er ist ein gebildeter Mann, in den Künsten erfahren!", (darüber herrscht bei ihr) Scham,
32. „Er hat (mir bisher nur) in Freundschaft gehuldigt!", (darüber herrscht) ebenfalls (Scham),
33. „Er kennt nicht den (rechten) Ort noch Zeit!" (für seine Werbung, darüber herrscht bei ihr) Unwille,
34. „Er ist von niedrigem Stand!", (daher hat sie für ihn) keine Hochachtung,
35. „Obwohl (darum) angegangen, merkt er nichts!", (darüber empfindet sie) Verachtung,
36. „Er ist ein Rammler von schwachem Temperament!" (ist die Befürchtung) der Elefantenkuh[241],
37. „Von mir soll ihm keine Unannehmlichkeit werden!", (damit zeigt sie ihr) Mitleid,
38. Da er (am Körper und bei dessen Pflege) Mängel aufweist, (empfindet sie) Ekel,
39. „Wenn (mein Verhalten) erkannt wird, werde ich von den Meinigen hinausgeworfen werden!", (darin besteht ihre) Furcht,

40. „Er ist (schon) grauhaarig!", (darum bringt sie ihm) Geringschätzung (entgegen),
41. „Von (meinem) Gatten beauftragt, erprobt er (mich)!", der Verdacht (kommt ihr),
42. und: Rücksicht auf das religiöse Gebot.

43. Was man von diesen (Gründen, die die Frau zur Ablehnung bewegen, als Mann) bei sich selbst wahrnimmt, das soll man von Anfang an beseitigen.
44. Die mit Edelmut verbundenen (Gründe[242] beseitige er) durch Steigerung der Leidenschaft,
45. die aus Unvermögen hervorgehenden[243] durch Aufzeigen (entsprechender) Mittel (und Wege),
46. die aus Hochachtung geschehenden[244] durch recht vertrauten Umgang,
47. die aus Mißachtung geschehenden[245] durch besonderes Selbstbewußtsein und Geschick,
48. die aus der Erniedrigung ihrer (Person) hervorgehenden[246] durch Ehrerbietung,
49. die mit Furcht verknüpften[247] durch Erwecken von Vertrauen.

50. Folgende (Typen von) Männern sind im allgemeinen (bei Frauen) erfolgreich: der Kenner des Kāmasūtra, der im Erzählen von Geschichten Gewandte, der von Kindheit an (mit der Frau) zusammen war, der in voller Jugend(blüte) Stehende, der durch Spiele und andere Tätigkeiten (ihr) Vertrauen erlangt hat, der das Geheiß (der Frau) ausführt, der beredt unterhält, der etwas Liebes tut, ein früherer (Liebes-) Bote, ein Kenner der (weiblichen) Schwäche, ein von einer hochstehenden (Frau) Begehrter, ein mit der Freundin (der Frau) heimlich Verbundener, ein als liebenswürdig Bekannter; der, mit dem zusammen sie aufgewachsen ist; ein verliebter Nachbar, ein ebensolcher Diener, der Gatte der Milchschwester, ein neuer Brautwerber[248], wer gern ins Theater und in Parks (geht) und freigiebig ist, dessen Feurigkeit als die eines Stiers bekannt ist, der Verwegene, der Held; der an Wissen, Aussehen, Vorzügen und Genüssen dem Gatten überlegen ist, und der kostspielig lebt und sich kleidet.

51. Wie man (als Mann) bei sich selbst auf die Gewinnbarkeit (durch Frauen prüfend) schauen soll, so schaue man auch (auf die Gewinnbarkeit) einer Frau.

52. Die mühelos zu bezwingenden (Typen von) Frauen aber sind diese: die durch bloße Werbung zu Bezwingende; die in der Nähe der (Haus-) Tür Herumstehende; die vom obersten Stockwerk auf die Hauptstraße Hinabblickende; die eine Gesellschaft im Haus eines jungen Nachbarn Besuchende; die unablässig Ausschau Haltende; die, wenn sie angeschaut wird, nach der Seite Blickende; die grundlos durch eine Nebenfrau Zurückgesetzte; die (ihren) Gatten haßt und (von ihm) gehaßt wird; die der Vorsicht bar ist; die Kinderlose;

53. die ständig in der Familie der Blutsverwandten (gelebt hat und daher keine Erfahrung besitzt); deren Kinder verstorben sind; die auf Gesellschaft aus ist; die der Liebe ergeben ist, die Gattin eines Barden; die junge Witwe; die Arme, die (aber) viel genießen (möchte); die Hauptgattin, die viele Schwäger hat; die Hochmütige, die einen unbedeutenden Gatten hat; die auf (ihre) Gewandtheit Stolze, die der Dummheit des Gatten überdrüssig ist, (seines) Mittelmaßes, (seiner) Gier;

54. eine während der Mädchenzeit mit (großem) Aufwand Erwählte, die (aber) nicht erlangt wurde und jetzt (erneut) umworben wird; eine (bezüglich des Mannes) von gleichem Verstand, Charakter, Gedanken, Verhalten (und) Wesen; eine, die von Natur auf seiner Seite steht; eine, die ohne (eigenes) Verschulden geringgeschätzt wird; eine, die von (Frauen), die von gleicher Schönheit sind, heruntergemacht wird; eine, deren Gatte verreist ist; und die Frauen von Eifersüchtigen, Schmutzfinken, Cokṣas[249], Eunuchen, Zauderern, Unmännlichen, Buckligen, Zwergen, Häßlichen, Juwelieren[250], Dorftölpeln, Stinkern, Kranken und Greisen.

55. Dazu gibt es zwei Verse:

Ein dem eigenen Wesen entsprungener Wunsch,
durch eigenes Handeln gefestigt,
durch den Verstand von Flatterhaftigkeit gereinigt,

dürfte fest sein, nicht vergänglich.

56. Wer um seinen Erfolg weiß,
die von den Frauen (gegebenen) Zeichen beachtet
und die Ursachen ihres Sichabwendens beseitigt hat,
(ein solcher) Mann hat bei den Frauen Erfolg.

Zweites Kapitel: *Wege zur Bekanntschaft (mit einer Frau)*

1. Während eine Unverheiratete durch eigenes Werben (des Mannes) erobert wird und nicht durch eine Botin, sind Verheiratete, sofern sie ein zartes Wesen haben, durch eine Botin zu erobern und nicht durch (den Mann) selbst, so (sprechen) die Lehrer.
2. Überall ist, im Bereich des Möglichen, eigenes Tun das besser Geeignete. (Nur) wenn das erschwert ist, verwende man eine Botin. So (lehrt) Vātsyāyana.

3. Die zum erstenmal die Ehe brechenden (Frauen, mit denen) eine unbehinderte Unterhaltung (möglich ist), sind (durch den Mann) selbst zu verführen; diejenigen, bei denen es umgekehrt ist, (gewinne man) durch eine Botin, so (lautet) die allgemeine Ansicht.

4. Wer im Begriff ist, selbst zu werben, muß aber zuerst Bekanntschaft schließen.
5. Das Sehen sei ein sich von selbst ergebendes oder ein beabsichtigtes.
6. Für das sich von selbst ergebende (Sehen empfiehlt sich) die Nähe der eigenen Wohnung, für das beabsichtigte die Nähe der Wohnung eines Freundes, Verwandten, Ministers (oder) Arztes, (ferner) Hochzeiten, Opfer, Feste, Zwischenfälle, Parkspaziergänge usw.

7. Bei einer Begegnung (richte man auf sie) ständig einen anmutigen Blick, ordne das Haar, scharre (verlegen) mit den Fingernägeln, spiele am Schmuck, nage an der Unterlippe, (treibe) dieses und jenes. An der Seite der Ge-

fährten (erzähle man) unter ihren Augen auf sie gemünzte, (aber) von anderen handelnde Geschichten. Freigebigkeit und (Freude am) Genuß sind zu offenbaren. Der auf dem Schoß eines Freundes Sitzende möge gähnen und dabei die Glieder dehnen. Man verziehe (bedeutungsvoll) die eine Augenbraue. Die Sprache sei langsam. Auf ihre Rede ist zu hören. Man führe mit einem Knaben oder jemand anderem ein sie betreffendes, (aber) von jemand anderem handelndes, zweideutiges Gespräch. (Dabei) lasse man selbst (seine) Wünsche durchblicken. Unter einem anderen Vorwand, (aber) eben auf sie zielend, küsse und umarme man den Knaben und gebe ihm mit der Zunge Betel. Mit dem Zeigefinger streichle man (ihn) am Kinn. Dies und anderes ist je nach Situation und Gelegenheit zu beherzigen.

8. Und man liebkose einen Knaben auf ihrem Schoß und gebe ihm Spielsachen und nehme (sie zum Schein wieder weg). Indem man sich ihr dadurch nähert, (ergibt sich) das Anknüpfen eines Gesprächs. Und hat man mit jemandem, der in Ruhe mit ihr sprechen (kann), Freundschaft geschlossen, ist zu handeln, und dies wiederholt: (man suche) einen Anlaß zum Gehen und Kommen, und in Hörweite erzähle man, ohne sie anzusehen, vom Kāmasūtra.

9. Hat sich die Bekanntschaft vertieft, lege er in ihre Hand ein Gut und eine Sache zum Aufbewahren. Davon nehme er täglich und jeden Augenblick einzelnes (zurück. Es können) Duftstoffe und Früchte der Betelpalme (sein).

10. Er bringe die (begehrte Frau) mit seinen Gattinnen in trauter Gesellschaft und an einem nicht öffentlichen Ort zusammen,

11. um (sie) ständig sehen und (ihr) Vertrauen (gewinnen zu können).

12. Hat sie Wünsche, die einen Goldschmied, Juwelier, Edelsteinarbeiter, Indigo- (oder) Safranfärber usw. betreffen, soll er sich selbst mit solchen (Handwerkern) unter seinen Untergebenen (zusammentun) und sich um die Erfüllung (dieser Wünsche) kümmern.

13. Indem er sich unermüdlich (um alles) müht, sehe er sie über lange Zeit, so daß die Welt (davon) erfährt.

14. Und dabei beachte er auch noch anderes.

15. An welcher Leistung, Sache, Raffinesse ihr liegt und was immer er an Übung, Erfahrung, Erziehung, Mitteln und Kenntnissen aufzuweisen hat, soll er zeigen.

16. Über früher geschehene Weltbegebenheiten sowie über Untersuchungen über die Eigenschaften der Dinge (finde) mit ihr und ihrem Gefolge ein Gespräch (statt).

17. Hierbei werden Wetten geschlossen. Bei diesen setze man die (Frau) in das Schiedsrichteramt ein.

18. Wenn er aber mit ihr streitet, spreche er: „Äußerst merkwürdig!"
Dies sind die Wege zum Bekanntwerden.

19. Ist die Bekanntschaft geschlossen (und) sind ihm (ihre) Gebärden und Mienen vertraut, soll er sie wie ein Mädchen mit List umwerben. Im allgemeinen ist zartes Werben bei Mädchen (angebracht) wegen des Nichtkennens des Geschlechtsverkehrs. Bei den anderen (d. h. verheirateten Frauen) wende man (die zum Ziel führenden Künste) offen an, weil (diese Frauen ja schon) Geschlechtsverkehr hatten.

20. Hat er ihre Miene (richtig) erkannt und ist ihr gutes Gefühl (für ihn) zutage getreten, genieße man in wechselseitigem Genuß dieses.

21. Dabei seien ein teures Parfüm, ein Obergewand, eine Blume oder ein Fingerring.[251] Wenn sie aus seiner Hand Betel nimmt, soll er, da er gerade (mit ihr) auf eine Gesellschaft gehen will, um eine Blume aus (ihrem) Haar bitten.

22. Dabei überreiche er (ihr) anmutsvoll ein teures, begehrenswertes Parfüm, das von den Spuren seiner Nägel und Zähne gekennzeichnet ist.

23. Durch immer besseres Umwerben (erfolge) die Beseitigung (ihrer) Scheu.

24. Und der Reihe nach (erfolge) an verborgenem Ort: das Hingehen, Umarmen, Küssen, Entgegennehmen von Betel, zum Schluß des Gebens ein Austauschen von Sachen und (schließlich) Berühren der geheimen Stellen.
Dies ist das Umwerben.

25. Und wo man um die eine (Frau) wirbt, da soll man nicht (noch) um eine andere werben.
26. Ist (aber) dort eine ältere (Frau, mit der) man einst Sinnesfreuden hatte, möge man diese durch liebevolle Diensterweisungen an sich ziehen.

27. Hierzu gibt es zwei Verse:

Deren Gatte nach anderer Richtung
Neigung zeigt, eine (solche) Frau
soll der Liebhaber nicht berühren,
selbst wenn sie leicht zu erlangen ist.

28. Eine ängstliche, bewachte, furchtsame
und von der Schwiegermutter begleitete Frau
soll einen Verständiger nicht beachten,
indem er die Ursache ihrer (Verweigerung) kennt.

Drittes Kapitel: *Erkunden der Neigungen (der Frau)*

1. Der Werbende möge das Verhalten der Frau erkunden. Dadurch wird ihr Wesen[252] erkannt. Und (demgemäß) tue man (das) für die Werbungen (Erforderliche).
2. Wenn sie (ihre) Absicht nicht offenbart, gewinne man sie durch eine Botin.
3. Eine, die (zwar) auf die Werbung nicht eingeht, aber (doch) wieder (sich mit ihm) trifft, verstehe man als eine mit zweifach gerichtetem Sinn. Diese soll man schrittweise erobern.
4. Eine, die (zwar) auf die Werbung nicht eingeht, aber besonders geschmückt sich wieder sehen läßt und gerade so ihn aufsucht, verstehe man als eine, die man im Verborgenen mit Gewalt nehmen muß.
5. Eine, die sogar viele Werbungen sich (zwar) gefallen läßt, aber selbst nach langer Zeit sich nicht ergibt, diese ist eine, um die vergebens (geworben wird); sie ist durch Abbruch der Beziehungen zu gewinnen,
6. weil der Sinn des Menschengeschlechtes unbeständig ist.
7. Auch wenn (eine Frau) umworben wird, weist sie (den Mann) ab und trifft sich nicht mit (ihm). Aber sie weist

(ihn auch) nicht (endgültig) zurück wegen der Würde und des Stolzes in ihm und ihr. Eine solche (Frau) ist (nur) durch enge Beziehungen (und auch dann nur) mit Mühe zu erobern. Durch eine ihre Schwächen kennende Botin könnte man sie (ebenfalls) gewinnen.

8. Wenn eine umworbene (Frau den Bewerber) in grober Art zurückweist, ist sie (künftig) zu übersehen.
9. Aber wenn sie, wenngleich sie grob gewesen ist, (den Sinn) auf Liebe richtet, soll er (versuchen, sie zu) erobern.
10. Aus (irgend)einem Grund läßt sie sich seine Berührung gefallen, will es aber nicht wahrhaben, da sie zweifach gerichteten Sinnes ist. Sie ist durch Ausdauer oder Geduld zu erobern.

11. Auf die nahebei Lagernde lege er gleichsam schlafend die Hand nieder. Auch sie blickt, gleichsam schlafend, auf (ihn). Wachend aber mag sie (ihn) wegstoßen, (noch) mehr Werbungen begehrend.
12. Damit ist (auch) das Stellen eines Fußes auf den Fuß (der Geliebten) erklärt.
13. Wenn dies (Berühren mit der Hand bzw. mit dem Fuß) weiter vorangekommen ist, soll man zur Umarmung der Schlafenden übergehen.
14. Wenn sie sich das nicht gefallen läßt (und) aufsteht, (aber) am nächsten Tag sich wie üblich verhält, so möge man wissen, daß sie nach Werbung verlangt. Läßt sie sich aber nicht sehen, (soll man wissen), daß sie durch eine Botin gewonnen werden muß.
15. Wenn sie sich in (ihrer) üblichen Verfassung (mit ihm) trifft, nachdem sie sich lange Zeit nicht hat sehen lassen, so hat sie (damit) ein Zeichen gegeben; indem (ihr) Wesen erkannt wurde, soll er sich (an sie) heranmachen.

16. Selbst wenn sie nicht umworben wird, rufe sie (gewissermaßen dazu) auf: beim Alleinsein mit ihm offenbare sie sich. Sie spreche mit Zittern und Stottern. Sie habe schwitzende Finger und Zehen und ein verschwitztes Antlitz. Zum Streicheln des Kopfes und der Schenkel biete sie sich selbst dem Liebhaber an.

17. Als eine (Liebes-) Kranke und Masseuse, mit der einen Hand massierend, umarme sie (ihn) mit dem anderen Arm; (damit) tue sie die Berührung kund. Im Zustand (scheinbaren) Erstaunens

18. oder schlaftrunken mit beiden Schenkeln, auch beiden Armen, (ihn) berührend, stehe sie da. Eine Stelle der Stirn lasse sie auf (seine) Schenkel sinken. Um Massage zwischen den Schenkeln gebeten, sei sie nicht abweisend. Dabei lege sie die eine Hand unbeweglich hin. Wenn er sie mit (seiner) Gliederzange (und zwar mit den Schenkeln) gedrückt (und damit festgehalten) hat, ziehe sie (sie erst) nach langer Zeit zurück.

19. Nachdem sie so auf des Verliebten Werben eingegangen ist, komme sie wieder am nächsten Tag zum Massieren.

20. Sie schließe sich (an ihn) nicht gar zu sehr an, weise (ihn) aber auch nicht ab.

21. Beim Alleinsein mit ihm offenbare sie (ihre) Neigung, ohne (besondere) Veranlassung (geschehe das) auch anderswo als an einem versteckten Ort, (also) nicht verborgen.

22. Wenn sie sich einem bei ihr befindlichen Diener hingegeben hat und sich weiterhin so (kühl) verhält, nachdem sie (von ihrem Liebhaber, dessen Herrn) aufgefordert wurde, ist sie durch eine ihre Schwächen kennende Botin zu gewinnen.

23. Wendet sie sich aber auch (dann) ab, ist zu prüfen, (ob es ihr damit Ernst ist).

Dies ist die Untersuchung der Neigung.

24. Und dazu gibt es (folgende) Verse:

Zu Beginn knüpfe man die Bekanntschaft an
und darauf eine Unterhaltung.
Und mit der Unterhaltung vermischt,
(erfolge das) Ergründen des Wesens (der Frau).

25. Wenn er aus (ihrem) Verhalten ersieht,
daß (sein) Wesen günstig (beurteilt wird),
dann soll der Mann seine Scheu ablegen
und die Frau umwerben.

26. Die Frau, die durch ihre Miene

(ihr) Gefühl zuerst zum Ausdruck bringt,
diese ist rasch zu umwerben,
schon beim ersten Sehen.

27. Eine (Frau), die, höflich aufgefordert,
eine klare Antwort gibt,
auch sie ist als im selben Augenblick bezwingbar
zu erkennen, als eine Wollust Verlangende.

28. Bei einer standhaften, schüchternen
und kritischen Frau
gilt diese genaue Regel.
Das Gewinnen einer Frau ist damit klar.

Viertes Kapitel: *Aufgaben einer Liebesbotin*[253]

1. Eine (Frau), deren Gebärden und Mienen erkannt wurden, die man aber (nur) ganz selten zu sehen bekommt, sowie eine (noch) Unbekannte suche man durch eine Botin zu erobern.
2. Nachdem die (Liebesbotin) aufgrund (ihres guten) Charakters bei der (zu gewinnenden Frau) Zutritt erlangt hat, entzücke sie diese durch erfundene Geschichten, durch (Einweihen in) Mittel, (die Welt) zu bezaubern, durch (Berichte von) irdischen Abenteuern, Poetengeschichten und Geschichten über fremde Ehefrauen sowie durch den Lobpreis ihrer Schönheit, ihres Wissens, ihrer Liebenswürdigkeit und ihres Charakters.
3. (Indem die Botin spricht:) „Wie konntest du, die du von solcher Art bist, an einen derartigen Gatten geraten?“, lasse sie (die andere Frau) Reue (über ihre damalige Heirat) empfinden.
4. „Nicht ist er geeignet, dir, du Schöne, auch (nur) einen Sklavendienst zu leisten!“, möge sie sprechen.
5. Über (des Gatten) träges Temperament, Eifersucht, Heimtücke, Undankbarkeit, Unfähigkeit zum Liebesgenuß, Geiz, Wankelmut und andere in ihm verborgene (schlechte Eigenschaften) spreche sie, wenn (die andere) dabei ist, sobald gutes Einvernehmen (hergestellt ist), mit Nachdruck.

6. Und über welchen Fehler sie (die andere) erregt sieht, da bohre sie weiter.
7. Ist sie eine Gazelle[95] und (der Gatte) ein Rammler, so ist dies kein Fehler.
8. Damit ist zugleich das Entsprechende über Stute und Elefantenkuh[95] gesagt.

9. Ist man sich aber des Vertrauens der Geliebten sicher, lasse man sie durch eine Botin erobern, sofern sie zum erstenmal die Ehe bricht und von zartem Wesen ist, so (rät) Goṇikāputra.
10. Die (Liebesbotin) erzähle vom Lebenswandel des Verliebten, (seiner) Eignung und (seinen) Liebesarten.
11. Und ist (die Geliebte) in die rechte Verfassung gekommen, spreche (die Botin) listig (in Erfüllung ihrer) eigentlichen Aufgabe so:
12. „Höre dies Seltsame, du Schöne! Nachdem er dich kaum gesehen hat, ist jener Verliebte dort, ein Sohn aus (guter) Familie, in Gemütsverwirrung geraten. Von Natur zart, ist er, der zuvor niemals durch etwas geplagt worden ist, (nun) voller Qual. Womöglich fällt er jetzt sogar dem Tod anheim!" So soll sie (das) schildern.
13. War sie damit erfolgreich, möge sie am folgenden Tag, wenn sie an Stimme, Antlitz und Blick Wohlgefallen gewahrt hat, die Erzählung fortsetzen.
14. Der Lauschenden erzähle sie von Ahalyā[45], Avimāraka[254], Śakuntalā[201] usw. und noch andere beliebte (Legenden), die hierzu geeignet sind.
15. Sie schildere Potenz, Kenntnis der 64 (Künste) und Schönheit des Verliebten sowie seinen heimlichen Beischlaf mit einer rühmenswerten (Frau), gleichgültig, ob ein (solcher) früher stattgefunden oder nicht stattgefunden hat.
16. Und sie beobachte die Miene der (geliebten Frau).
17. Sie spreche mit (ihr), nachdem sie (sie) lächelnd angesehen hat.
18. Und sie fordere (sie) zum Platznehmen auf.
19. Sie frage, wo sie gewesen ist, wo sie gelegen hat, wo sie gegessen hat, wo sie sich die Zeit vertrieben hat, oder was sie (sonst) getan hat.
20. In der Einsamkeit zeige sie sich.

21. Sie verwende kleine Geschichten.
22. Nachdenklich seufze sie auf und gähne.
23. Und sie schenke (ihr etwas) aus Freundlichkeit.
24. Sie erinnere an erwünschte Festlichkeiten.
25. Sie verlasse (sie nur mit) gleichzeitiger (Zusage) des Wiederkommens.

26. (Antwortet die Geliebte auf Schmeicheleien:) „Wieso sagst du (jetzt so) Unschönes, wo du (sonst so) Gutes sprichst?", bestehe sie (auf Fortsetzung der) Erzählung.
27. Sie zähle (dann auch) die in Falschheit und Wankelmut bestehenden Fehler des Geliebten auf.
28. Und sie begehre, von der früheren Begegnung und dem Gespräch mit ihm erzählt zu bekommen, während sie selbst nichts erzählt.
29. Und werden die Wünsche des Verliebten erwähnt, so lache sie verächtlich; doch sie schmäht (ihn) nicht.
30. Die Liebesbotin, die sie dem Wesen nach erkannt hat, soll sie durch Erinnerungen an den Verliebten (in ihrer Neigung) bestärken.
31. Ist sie aber (noch) nicht (recht mit ihr) vertraut, mache sie (sie) durch Schilderungen (seiner) Vorzüge und Verliebtheit geneigt.

32. Bei solchen, die (noch) nicht miteinander vertraut sind und deren Wesen nicht erkannt wurde, ist ein Botenamt nicht (zweckmäßig), so (lehrt) Auddālaki.
33. Es ist (angebracht) bei solchen, die zwar (noch) nicht miteinander vertraut sind, die (aber) ihrem Wesen nach übereinstimmen, so (lehren) die Anhänger des Bābhravya.
34. Es ist (angebracht), bei solchen, die zwar miteinander vertraut sind, doch nicht ihrem Wesen nach übereinstimmen, so (lehrt) Goṇikāputra.

35. (Es ist angebracht) bei solchen, die weder miteinander vertraut sind noch ihr Wesen erkannt haben, wegen des Vertrauens zur Botin, so (lehrt) Vātsyāyana.
36. Diesen (noch nicht miteinander Vertrauten) zeige sie herzerfreuende Geschenke: Betel, Salbe, einen Kranz,

einen Fingerring oder ein Kleid, das von ihm gesandt worden ist.

37. Diese (Geschenke) sollen in angemessener Weise Spuren der Nägel und Zähne des Geliebten und andere solche Zeichen (tragen).

38. Und das Kleid versehe er mit einem Abdruck der mit Safran (gefärbten), aneinandergelegten Hände.

39. Er zeige Umrißzeichnungen auf Blättern, die mannigfache Absichten bekunden, ferner Ohren- und Stirnschmuck, der (Liebes-) Briefe birgt.

40. In diesen drücke er seine Wünsche aus. Die (Liebesbotin) veranlasse die (Geliebte) zur Gabe von Gegenständen.

41. Nachdem die beiden so miteinander vertraut geworden sind, (komme es), im Vertrauen auf die Liebesbotin, zu einer Zusammenkunft.

42. Zu dieser (Zusammenkunft) aber (komme es) bei der Prozession zu einer Gottheit, bei einer Wallfahrt, bei einem Spiel im Park, beim Hinabsteigen ins Wasser, bei einer Hochzeit, bei einem Opfer, Unglücksfall, Fest, Ausbruch von Feuer, wenn Räuber umherschweifen, beim Aufmarsch des Landesheeres, beim Zuschauen bei Schauspielen und dergleichen Begebenheiten, so (lehren) die Anhänger des Bābhravya.

43. Im Hause einer Freundin, Bettelnonne, Buddhistennonne (oder) Asketin (bietet sich für ein Treffen) eine gute Möglichkeit, so (lehrt) Goṇikāputra.

44. Doch gerade im Hause der (geliebten Frau), wo man Aus- und Eingang kennt und auf Verhinderung (eventueller) Gefahren eingestellt ist, sind Zugang und Weggang günstig, (zumal anderen außer den Liebenden) die Zeit unbekannt ist, und dies ist stets eine gute Möglichkeit, so (lehrt) Vātsyāyana.

45. Die Arten von Liebesbotinnen sind: die Bevollmächtigte, Teilbevollmächtigte, Briefbotin, selbstsüchtige Botin, törichte Botin, Gattin als Botin, stumme Botin und „Windbotin“.

46. Die das Anliegen des verliebten Mannes und der geliebten Frau nach Wunsch kennengelernt hat und aus eigenem Entschluß handelt, ist eine Bevollmächtigte.

47. Sie (handelt) im allgemeinen für zwei, die (schon miteinander) bekannt sind und sich gesprochen haben.
48. Wird sie von der geliebten Frau in Anspruch genommen, (handelt sie auch) für zwei, die sich (noch) nicht kennen und gesprochen haben.
49. Aus Neugier (handelt sie) auch für zwei, die (sie für) einander angemessen und passend (hält, auch) wenn sie sich (noch) nicht kennen.
50. Die (nur) um einen Teil der Aufgabe, einen Teil der Werbung weiß und das noch Verbleibende zu Ende bringt, ist eine Teilbevollmächtigte.
51. Sie (handelt) für zwei, von denen jeder das Wesen des anderen erkannt hat, die sich (aber nur) sehr selten sehen.
52. Lediglich eine Mitteilung überbringt die Briefbotin.
53. Sie hat die Aufgabe, zwei (Liebende), die ein tiefes Gefühl (füreinander hegen) und miteinander vertraut sind, über Ort und Zeit (eines Treffens) zu verständigen.
54. Eine selbstsüchtige Botin ist diejenige, die, von einer anderen (Frau) für eine Botentätigkeit in Anspruch genommen, sich von sich aus zu dem (verliebten) Mann begibt und, indem sie sich unwissend stellt, entweder über den erträumten Liebesgenuß oder über eine (angebliche) Namensverwechslung berichtet. Und sie tadle seine Gattin und zeige unter diesem Vorwand selbst Eifersucht. Oder sie gebe (ihm) irgend etwas, das mit (den Spuren ihrer) Nägel und Zähne gekennzeichnet ist. Oder sie sage: „Ich bin willens, dir zuerst (etwas) zu geben!“ Oder sie frage, wenn sie mit ihm allein ist: „Ich (oder deine) Frau – welche ist lieblich(er)?“
55. Ihre Ankunft und ihr Empfang (erfolge) im Verborgenen.
56. Die unter Heucheln von Freundlichkeit die andere betrügt, indem sie beim Überbringen einer Nachricht den geliebten Mann für sich erobert und die (verliebte Frau) vernichtet, auch diese ist eine selbstsüchtige Botin.
57. Damit ist auch (die Rolle) des Verliebten, der für einen anderen als (selbstsüchtiger) Bote (handelt), besprochen.

58. Nachdem sie das Vertrauen der einfältigen Gattin des Geliebten und ungehindert Zutritt gewonnen hat, erkunde sie die Beschäftigungen des Geliebten. Sie lehre (sie) Tricks. Sie schmücke (sie) anmutig. Sie lasse sie in Zorn geraten. Sie gebe (ihr) zu verstehen: „So sollst du vorgehen!" Und sie selbst kennzeichne sie mit Nagel- und Zahnspuren. Auf diese Weise setze sie dem Geliebten zu. Das ist die törichte Botin.

59. Man lasse (ihn) durch die (törichte Botin) die Rückäußerungen (der geliebten Frau) ausrichten.

60. Oder, indem man die eigene, törichte Frau einspannt, bringe man sie mit der (umworbenen Frau) zusammen, daß sie miteinander vertraut werden, und lasse (diese) gerade durch die (eigene Frau) erobern. Und sie soll seine eigene Geschicklichkeit bekanntmachen. Dies ist die Gattin als Botin. Gerade durch (sie erfolge) das Erfassen des Wesens der (Umworbenen).

61. Oder man sende ein Mädchen, das keine Schlechtigkeit kennt, ohne Anwendung unlauterer Mittel (zu ihr) als Dienerin. Dabei (erfolge) das Niederlegen eines verborgenen Briefes in einen Kranz oder Ohrschmuck, oder (das Anbringen) einer Nagel- und Zahnspur. Das ist die stumme Botin. Durch sie (überbringe man) die Bitte um Rückäußerung der (Umworbenen).

62. Diejenige, die als Unparteiische eine Nachricht übermittelt, mit der an etwas früher Vereinbartes erinnert wird und die für andere Leute unverständlich ist oder einen alltäglichen Sinn hat, (aber) doppeldeutig ist, die ist eine „Windbotin". Durch sie (erfolge) auch die Bitte um Rückäußerung der (Umworbenen).
Dies sind die Arten der (Liebesbotinnen).

63. Und dazu gibt es (folgende) Verse:

Eine Witwe, Wahrsagerin, Sklavin,
Bettelnonne, Künstlerin
gelangt schnell zu Vertrauen
und versteht die Aufgabe einer Liebesbotin.

64. Haß lasse sie aufkommen gegen den Gatten;
(seine) Liebesabenteuer schildere sie;
über (seine) mannigfachen Liebesgenüsse
rede sie auch vor anderen.

65. Und des Geliebten Verliebtheit
und wiederum (sein) Geschick, Lust (zu gewähren),
und daß er von hervorragenden Frauen begehrt wird,
und (seinen) Mut: dies (alles) soll sie schildern,
66. Selbst eine Sache, die aus Versehen und
unbeabsichtigt liegengelassen wurde,[255]
mag die Liebesbotin wiederbringen
dank (ihrer) Redegewandtheit.

Fünftes Kapitel: *Verliebtheit von Herrschern*

1. Nicht gibt es für Könige oder Minister einen Besuch fremder Häuser, denn das Volk schaut auf ihren Lebenswandel und richtet sich danach.
2. Die[256] drei Welten schauen auf die aufgehende Sonne und gehen nach ihr auf; auch wenn sie wandert, schauen sie auf sie und bewegen sich nach ihr fort.
3. Daher sollen die (Herrscher) wegen der Unmöglichkeit und der Tadelhaftigkeit (solcher Handlungen) nicht fälschlich etwas (Derartiges) tun.
4. Ist es aber (für sie) unumgänglich, (so) zu handeln, sollten sie Hilfsmittel anwenden.

5. Für einen jungen Dorfbürgermeister, Landsteuerbeamten (oder) Sohn des Feldaufsehers sind die Dorffrauen durch ein bloßes Wort zu gewinnen. Diese bezeichnen diese Herren (einfach) als „untreue Frauen".
6. Diese kann man (am besten) verführen bei (ihren verschiedenen) Verrichtungen, beim Betreten eines Kornspeichers, beim Hinausbringen und Hereinbringen von Dingen, beim Erneuern eines Gebäudes, bei der Feldarbeit, bei der Anlieferung von Baumwolle, Schafwolle, Flachs, Hanf und Bast, bei der Entgegennahme von Garn, beim Kauf, Verkauf und Austausch von Waren und bei allen möglichen Tätigkeiten.
7. Ebenso (geschieht es) mit den Hirtenfrauen seitens des Viehaufsehers,
8. mit Witwen, schutzlosen (Frauen und) Wandernonnen seitens des Spinnmeisters,

9. (ferner,) weil er die Schwächen kennt, beim nächtlichen Umherschweifen mit vagabundierenden (Frauen) seitens des Stadtaufsehers,
10. beim Kauf und Verkauf seitens des Marktmeisters.

11. Am achten Tag des Halbmonats, in der Vollmondnacht eines bestimmten Monats in der Regenzeit, zum Frühlingsfest usw. (finden) gewöhnlich Spiele der Frauen aus den Marktflecken, Städten und Ortschaften im Hause des Herrschers mit[257] den Frauen des Harems (statt).
12. Hierbei betreten am Ende des Trinkfestes die Frauen aus der Stadt je nach (dem Grad ihrer) Bekanntschaft mit den Frauen des Harems einzeln die Frauengemächer, setzen sich zu Gesprächen nieder, werden geehrt und mögen, wenn sie getrunken haben, gegen Abend (wieder) weggehen.
13. Hierbei spreche eine beauftragte Sklavin des Königs, die mit der zu erobernden (Frau) von früher bekannt ist, diese dort an.
14. Durch das Zeigen entzückender (Dinge) gewinne sie (sie).
15. Zuvor schon möge sie (die Sklavin des Königs) zu der in ihrem eigenen Haus befindlichen (auserwählten Frau) sprechen: „Bei jenem (in Aussicht genommenen) Spiel werde ich dir die im Königspalast befindlichen entzückenden (Sachen) zeigen." (Damit) möge sie (sie) zur (rechten) Zeit gewinnen. „Ich werde dir draußen den Korallenfußboden zeigen."
16. (Und sie zeige ihr) den Edelsteinfußboden, den Baumgarten, die Weinlaube, das Badehaus, die Palasttürme mit geheimen Zugängen durch die Wand, Gemälde, zahme Gazellen, Apparate, Vögel, Tiger- und Löwenkäfige und (alle) die (Sachen), die sie ihr zuvor geschildert hat.
17. Und beim Alleinsein (der beiden) berichte sie (der anderen) von der auf sie gerichteten Verliebtheit des Herrschers.
18. Und sie beschreibe seine Gewandtheit beim Geschlechtsverkehr.
19. Und mit der Zusage von Verschwiegenheit mache sie sie geneigt.[18]

20. Wenn die (Frau) nicht einwilligt, komme der Herrscher persönlich, erfreue sie zur Beschwichtigung mit Höflichkeiten und entlasse sie wohlwollend zusammen (mit der anderen).

21. Und er lasse die Frauen des mit Huld gewonnenen Gatten der zu erobernden (Frau) ständig aus Sehnsucht in den Harem kommen. Hierbei (handle) die beauftragte Sklavin des Königs genau wie zuvor (angegeben).

22. Oder eine Frau des Harems schließe mit der zu erobernden (Frau) durch Entsenden der eigenen Dienerin Freundschaft. Und hat sich die Freundschaft entwickelt, fordere sie (die andere) unter einem Vorwand zu einem Besuch auf. Zu der Eingetretenen, die (dann) geehrt wird und trinkt, (verhalte sich) die beauftragte Sklavin des Königs genau wie zuvor (angegeben).

23. Oder um (angeblich) zu sehen, auf welchem Wissen(sgebiet) die zu erobernde (Frau) berühmt ist, lade eine Frau des Harems sie höflich ein. Zu der Eingetretenen (verhalte sich) die beauftragte Sklavin des Königs genau wie zuvor (angegeben).

24. (Oder) eine Bettelnonne möge zur Gattin eines vom Unglück betroffenen oder sich (vor dem König) fürchtenden (Mannes) sprechen: „Jene Frau des Harems, die beim König Erfolg hat und deren Wort geachtet wird, hört auf meine Rede. Und ich, von meiner Natur aus von mitleidsvollem Charakter, werde durch ein (bestimmtes) Mittel zu ihr gelangen. Ich werde auch dir Zutritt verschaffen. Und sie wird das große Unglück deines Gatten beseitigen." Ist sie einverstanden, lasse sie (sie) zwei-, dreimal (dort) eintreten. Und die Frau des Harems soll ihr Sicherheit gewähren. Zeigt sie sich über (die gewährte) Sicherheit hocherfreut, (komme) die beauftragte Sklavin des Königs (und verhalte sich) genau wie zuvor (angegeben).

25. Damit sind (ferner) besprochen die Frauen von (Männern), die nach Lebensunterhalt streben; die von Ministern gefoltert werden; die mit Gewalt ergriffen wurden; die im Erwerbsleben energielos sind; die mit ihren Einkünften unzufrieden sind; die dem König gefällig sein wollen; die am Hof eine Stellung wünschen; die von (ihren) Angehörigen unter Druck gesetzt werden;

die ihre Angehörigen unter Druck setzen wollen; (schließlich) von Denunzianten und anderen, die (bestimmte) Absichten verfolgen.

26. Oder man bringe die Auserwählte, die mit einem anderen vertraut (lebt), nachdem man sie ergriffen und in die Sklaverei geführt hat, nach und nach in den Harem.
27. Oder nachdem man durch einen Denunzianten ihren Gatten als Feind des Königs verdächtigt hat, nehme man sie als seine Ehefrau gefangen und bringe sie so in den Harem. Das sind die Geheimmethoden. Diese sind üblich unter Prinzen.

28. Nicht aber betrete so der Herrscher ein fremdes Haus.
29. Den Ābhīra nämlich, den König von Koṭṭa[258], der in ein fremdes Haus gegangen war,[259] tötete ein vom Bruder (der Angebeteten) beauftragter Wäscher, den König von Kāśi[260], Jayasena, ein Stallmeister.
30. Offene Liebesbeziehungen (kann es) aber entsprechend der Landessitte (geben).
31. Die (in die Ehe) gegebenen Töchter des Landes begeben sich am zehnten Tag mit einem geeigneten Geschenk in den Harem und werden, nachdem sie (vom König) beschlafen wurden, entlassen; so ist es bei den Andhras.[149]
32. Die Haremsfrauen der obersten unter den Ministern begeben sich nachts zum König, um ihn zu bedienen; so ist es bei den Vatsagulmas[261].
33. Die Haremsfrauen in Vidarbha[262] lassen schöne Frauen des Landes angeblich aus Freundschaft einen Monat oder einen halben Monat über (im Harem) wohnen.
34. Man gibt seine reizvollen Gattinnen eben als Liebesgabe an den König und die Minister, so ist es bei den (Völkern) an der Westgrenze.
35. Zum (Liebes-) Spiel mit dem König begeben sich Frauen aus der Stadt wie auch Frauen vom Lande in Gruppen oder einzeln in den Königspalast; so ist es bei den Bewohnern von Surāṣṭra[263].

36. Hierzu gibt es zwei Verse:

Diese und viele andere Mittel
bezüglich der Frauen anderer (Männer)
sind in den einzelnen Ländern im Schwange,
von den Königen in Gang gebracht.

37. Nicht aber wende diese ein König an,
dem am Heil des Volkes gelegen ist.
Wer die Schar der sechs Feinde[264] gebändigt hat,
erobert so die Erde.

Sechstes Kapitel: *Über den Harem und den Schutz der (eigenen) Frau*

1. Wegen des Bewachtseins der Harems gibt es das Eindringen eines Mannes (dort) nicht. Da (nur) ein einziger Gatte vorhanden ist, (gibt es) wegen (dessen) Gemeinsamkeit für mehrere (Frauen) keine Befriedigung (für diese). Daher mögen sie sich in bestimmter Weise gegenseitig liebkosen.
2. Nachdem sie die Milchschwester, Freundin oder Sklavin wie einen Mann hergerichtet haben, mögen sie durch formentsprechende Wurzelknollen, Wurzeln, Früchte oder künstliche (Penisse) ihren Wunsch (nach Befriedigung) verwirklichen.
3. Sie mögen sich (dabei) auf die Statue eines Mannes legen, die wenig ausgebildete Geschlechtsmerkmale hat.
4. Könige von mitleidigem Charakter suchen selbst ohne (eigenes) Verlangen unter Anwendung eines künstlichen Penis in einer Nacht auch mehrere (Frauen) – so viele wie nötig – auf. Zu der sie aber Liebe (empfinden) oder die an der Reihe ist oder die ihre Periode hat, dort handeln sie rücksichtsvoll. So sind die Bräuche bei den Bewohnern des Ostens.
5. Mit der bei Frauen (geschilderten) Art ist zugleich die Befriedigung des Verlangens bei Männern dargelegt, die keinen Verkehr erlangen (oder) unnatürlich und abartig sind (und sich mit) Frauenstatuen oder Selbstbefriedigung (behelfen).

6. Üblicherweise gewähren die Haremsfrauen als Frauen verkleideten Nāgarakas mit Dienerinnen Zutritt.
7. Beim Überreden der(selben) sollen sich die drinnen verbündeten Milchschwestern Mühe geben, indem sie auf die (in) Aussicht (stehenden schönen Erlebnisse) hinweisen.
8. Sie mögen die leichte Zugänglichkeit, den Fluchtweg, die Weiträumigkeit des Gebäudes, die Unachtsamkeit der Wächter und die Unregelmäßigkeit (im Erscheinen) der Dienerschaft schildern.
9. Sie sollen aber nicht auf dem Wege der Unwahrheit die Leute gewinnen einzutreten, weil (das) eine Schlechtigkeit (wäre).

10. Ein Nāgaraka aber soll auch einen leicht zugänglichen Harem wegen der Vielzahl von Gefahren nicht betreten, so (rät) Vātsyāyana.
11. Wenn er aber gewahrt hat, daß (der Harem) einen Fluchtweg besitzt, versteckt in einem Lusthain liegt, verschiedene lange Einfassungen und eine (zahlenmäßig) schwache und unaufmerksame Wache hat, daß der König verreist ist, und wenn er (selbst) mehrfach um der Sache willen aufgefordert wird, dann soll er, nachdem er den Eingang in der Einfassung besichtigt und von den (Haremsfrauen) Hilfe erhalten hat, eintreten.
12. Und je nach Möglichkeit soll er sich täglich entfernen.
13. Und draußen mit den Wächtern soll er verkehren, indem er einen anderen Anlaß vorschützt.
14. Er stelle sich vertraut mit einer drinnen tätigen Dienerin, die (sein) Anliegen kennt. Wenn sie nicht zu bekommen ist, soll er (seinen) Kummer den das Innere betretenden Frauen (anvertrauen und durch sie) einen vollkommenen Botendienst betreiben.
15. Und er lerne die Spione des Königs kennen.

16. Wenn es aber für die Botin keinen Zugang (gibt, halte er sich) dort auf, wo die in ihrem Wesen erkannte Angebetete sich zu zeigen pflegt.
17. Aber auch dabei (gelte) vor den Wächtern eine Dienerin als Vorwand.

18. Wenn (die Angebetete ihren) Blick (auf ihn) richtet, zeige er (seinerseits) Gebärden und Mienen.
19. An einem ihr zugänglichen Ort hinterlasse er ein Porträt von ihr, doppelsinnige Liedstücke, Spielsachen, einen mit Zeichen versehenen Kopfschmuck und Ring.
20. Die von ihr gegebene Rückäußerung sehe er genau durch. Danach bemühe er sich um Einlaß.
21. Und wo er weiß: „(Dies) ist ihr ständiger Weg!", dort erwarte er sie heimlich.
22. Oder er trete als Wachmann zu dem von ihr gewünschten Zeitpunkt ein.
23. Oder (es erfolge das) Hineinbringen und Hinausschaffen des mit einer Decke oder einem Mantel Umhüllten.
24. Oder er lasse seinen Schatten und seine Gestalt durch den puṭāpuṭa-Trick verschwinden.
25. Dabei ist folgende Prozedur vorzunehmen: Das Herz eines Ichneumons, Früchte von Trigonella corniculata und Lagenaria vulgaris und Schlangenaugen verbrenne man ohne Rauchentstehung. Darauf verreibe man (dies) mit (schwarzer) Augensalbe zu gleichen Teilen. Wer damit die Augen bestreicht, wandelt ohne Schatten und Gestalt.
26. Oder in mondhellen Nächten, bei(m Licht) einer Menge von Fackeln oder durch einen unterirdischen Gang (gelange er in den Harem).

27. Dabei gilt dies:

Auch beim Hinausschaffen von Gegenständen,
auch beim Hineinbringen von Getränken
für Gelage und Feste
und beim Herumlaufen der Dienerinnen,

und ebenso beim Wechsel der Unterkünfte
und bei der Ablösung der Wachen,
beim Besuch von Parks und Wallfahrten
und bei der Rückkehr von einer Wallfahrt,

oder auch wenn der König zu einer (erst) nach langer Zeit

zustande gekommenen Wallfahrt aufgebrochen
ist,
da gelingt gewöhnlich der Einlaß
junger (Männer in den Harem) wie auch ihr
Weggang.

28. Die Frauen des Harems, die voneinander
(ihre) Ziele[265] erkannt haben,
könnten, indem sie ein und dasselbe Ziel
verfolgen,
auch die übrigen verraten.

Hat man sich gegenseitig angeschwärzt
im Verfolgen ein und desselben Zieles,
gelangt man zur Sicherheit vor Verrat
und genießt ständig nach Wunsch die Frucht
(der Liebe).

29. Dort, bei den Völkern an der Westgrenze, lassen die im Königspalast weilenden Frauen ansehnliche Männer in den Harem ein wegen (dessen) nicht übermäßig guter Bewachung.
30. Bei den Bewohnern von Ābhīra[266] gelangen (die Frauen an ihr) Ziel mit den aus dem Kṣatriya-Stand[38] stammenden Haremswächtern.
31. Bei den Vatsagulmas[261] läßt man junge Nāgarakas zusammen mit den Dienerinnen in deren Kleidung ein.
32. Bei den Bewohnern von Vidarbha[262] vermischen sich die Frauen des Harems mit ihren[267] Söhnen, die nach Belieben Zutritt haben, die (leibliche) Mutter ausgenommen.
33. Bei den Bewohnern von Strīrājya[146] vermischen sich (die Frauen) ebenso mit den zu Besuch kommenden Blutsverwandten und (sonstigen) Angehörigen, nicht mit anderen.
34. Bei den Bewohnern von Gauḍa[132] (vermischen sie sich) mit Brahmanen, Freunden, Dienern, Sklaven und Wächtern.
35. Bei den am Indus (wohnenden Völkern sind es) Türhüter und Arbeiter, denen (der Zutritt) in die Harems nicht verwehrt ist, auch andere solche Leute.
36. Bei den Bewohnern des Himālaya betreten, nachdem

sie den Wächter mit Geld bestochen haben, gewalttätige (Männer) vereint (den Harem).

37. Mit der Absicht einer Blumenspende begeben sich die Brahmanen aus der Stadt mit Wissen des Königs zu den Frauen des Harems. Bei ihrer Unterhaltung ist zwischen (ihnen) ein Vorhang. Hier kommt es trotzdem zu einer Vereinigung. (So ist es) bei den Bewohnern von Vaṅga[268], Aṅga[269] und Kaliṅga[270].

38. Bei den Bewohnern des Ostens verbergen jeweils neun (oder) zehn (Frauen) einen Geliebten.
So soll man fremde Frauen erobern.
So (verläuft) das Leben der Haremsfrauen.

39. Und aus eben diesen Gründen soll man die eigenen Frauen bewachen.

40. Vom Trug der Liebe Freie setze man als Wächter über den Harem ein, so (raten) die Lehrer.

41. Allerdings könnten diese auch aus Furcht oder um des Geldes willen einen anderen einlassen. Darum (soll man) vom Trug der Liebe, der Furcht und der Gewinnsucht Freie (als Wächter einsetzen), so (lehrt) Goṇikāputra.

42. Eine Tugend ist die Treue, doch selbst die Tugend könnte man aus Furcht aufgeben. Darum (soll man) vom Trug der Tugend und der Furcht Freie (als Wächter einsetzen), so (lehrt) Vātsyāyana.[271]

43. Durch Frauen, die die Reden anderer (Haremsfrauen) überbringen und deren Wesen geheim ist, soll man die eigenen Frauen überprüfen, um sich über ihre Reinheit (oder) Unreinheit zu vergewissern, so (raten) die Anhänger des Bābhravya.

44. Da böses[272] (Vorgehen) bei jungen Frauen (oft) erfolgreich ist, soll man nicht grundlos eine Bezichtigung Unschuldiger betreiben, so (denkt) Vātsyāyana.

45. Übertriebenes Zusammenhocken, Zügellosigkeit, Hochmut gegenüber dem Gatten, Hemmungslosigkeit (im Umgang) mit Männern, Abwesenheit (des Gatten) auf (langer) Reise, Aufenthalt im Ausland, Schmälerung des eigenen Vermögens, Umgang mit zügellosen (Frauen) und des Gatten Eifersucht sind die Ursachen des Verderbens der Frauen.

46. Wer die vom Lehrbuch (gebotenen) Mittel überschaut,
die hinsichtlich der Gattinnen anderer (Männer) gekennzeichneten,
nicht gerät er durch seine eigenen Frauen
in (die Gefahr des) Betrugs,
als Kenner des Lehrbuches.

47. Da die Parteinahme dieser Ausführungen
und die sich zeigenden Gefahren
und die Verdrehung von Dharma[1] und Artha[2] (offenkundig sind),
soll man nicht zu fremden Ehefrauen gehen.

48. Somit ist das Anliegen, die Gattin zu bewachen,
zum Besten der Männer.
Zur Verführung der Leute
ist seine Regel nicht zu lernen.

SECHSTER HAUPTTEIL: PROSTITUTION

Erstes Kapitel: *Nachdenken über einen geeigneten (Mann); Mittel des Zugangs (zu ihm); Methoden des Gewinnens*

1. Für die Liebhaberinnen (bringt) der Besuch eines Mannes Wollust und natürlich den Lebensunterhalt.
2. Bezüglich der Wollust ist das Verhalten ein natürliches. Verschlagen ist es hinsichtlich des Geldes.
3. Auch dieses (letztere) möge sie (vor dem Mann) wie ein natürliches gestalten,
4. wegen des Vertrauens nämlich, das die Männer mit solchen (Frauen) verbindet, die der Liebe dienen.
5. Und sie offenbare (also) keine Gier, um (ihm) diese (Liebe) zu zeigen.
6. Und nicht erlange sie durch üble Mittel Gelder zur Sicherung ihrer Zukunft.
7. Ständig sei sie mit Schmuck angetan, blicke auf die Hauptstraße hinunter, (so daß sie selbst) erblickt wird, (wobei sie sich aber) nicht allzusehr enthülle, wegen (ihrer) Gleichartigkeit mit einer Ware.

8. Durch welche sie einen Liebhaber sich geneigt und (ihn) anderen (Liebhaberinnen) abspenstig machen, eigenem Unglück entgegenwirken und Geld erwerben könnte (und von denen) als Besuchern sie nicht gedemütigt würde – diese soll sie (sich) zu Freunden machen.

9. Diese aber sind: Wachleute, Gerichtsbeamte, Astrologen, Tapfere, Helden, an Wissen Gleiche, in den Künsten Erfahrene, Pīṭhamardas[79], Viṭas[80], Vidūṣakas[81], Blumenbinder, Parfümhändler, Kneipenwirte, Wäscher, Barbiere, fromme Bettler und dergleichen (Leute), weil sie (ihrer) Sache nützlich sind.

10. Ausschließlich um des Geldes willen sind folgende Besucher (einzulassen): ein Unabhängiger, ein in der ersten Jugend Stehender, ein Reicher, einer, dessen Lebensunterhalt nicht von anderen (abhängt), ein Beamter, einer, dessen Reichtum mühelos einkommt, ein Eifersüchtiger, einer, der stetiges Einkommen hat, einer, der an sein Glück glaubt, ein Aufschneider, ein als Mann gelten wollender Eunuch, ein mit seinesgleichen Wetteifernder, ein Verschwenderischer, ein beim König oder Minister Erfolgreicher, ein Fatalist, ein auf (seinen) Reichtum Eingebildeter, ein der Bevormundung durch die Eltern Entronnener, einer, der für seine Angehörigen von Bedeutung ist, ein mit Reichtum ausgestatteter einziger Sohn, ein Ordensbruder, ein heimlich Liebender, ein Held und ein Arzt.

11. Deren Vermögen aber (nur) in Liebe und Ruhm (besteht, auch die) sind wegen (dieses) Vorzuges zu gewinnen.

12. Aus bedeutender Familie stammend, gelehrt, Kenner aller Texte, Dichter, talentiert im Erzählen, redegewandt, kühn, mannigfache Kunstfertigkeiten kennend, das Alter achtend, großzügig, von großer Kraft, von treuer Liebe, nicht neidisch, freigebig, liebevoll zu Freunden, mit Neigung (zum Besuch) von Versammlungen, Geselligkeiten, Schauspielen, Gesellschaften, Vereinigungen und Spielen, gesund, von nicht gebrechlichem Körper, kräftig, kein Schnapstrinker, mannesstark, freundlich, Lenker und Liebkoser der Frauen, doch nicht ihr Unterworfener, selbständig lebend, nicht

roh, nicht eifersüchtig und nicht ängstlich – dies sind die Tugenden eines (wahren) Liebhabers.

13. Für die Liebhaberin wiederum (gilt): Mit Schönheit, Jugend, (günstigen) Kennzeichen und Lieblichkeit (sei) sie ausgestattet; in die Tugenden verliebt, nicht so in die Gelder; sie (sei) veranlagt für die Liebesvereinigung, festen Sinnes, ebenbürtig, strebe nach Besonderem, (führe) einen nicht habsüchtigen Wandel und liebe Geselligkeit und Künste.
Dies sind die Tugenden einer (wahren) Liebhaberin.

14. (Insbesondere besitze) die Liebhaberin wiederum Verstand, Charakter, (guten) Wandel, Geradheit, Dankbarkeit, lange und weite Voraussicht, (sie sei) nicht wortbrüchig, Ort und Zeit kennend, (besitze) zuvorkommendes Wesen, sei frei von Niedergeschlagenheit, übermäßigem Gelächter, Verleumdung, Nachrede, Zorn, Gier, Hochmut, Leichtsinn; sie spreche (erst), nachdem sie zuvor (angeredet wurde; sie sei) erfahren im Kāmasūtra und in den diesem angeschlossenen Wissenschaften. Dies sind die (allen guten Liebhaberinnen) gemeinsamen Tugenden.

15. Bei der Umkehr der Tugenden (ergeben sich) die Fehler.

16. Ein Dahinsiechender, ein Kranker, einer mit Würmern im Stuhl, einer mit üblem Mundgeruch, der (seine) Gattin liebt, grob redet, ein Geiziger, Grausamer, von den Eltern Verlassener, ein Dieb, ein Betrüger, einer, der sich mit Wurzel(zauber) befaßt, einer, der sich um Ehre und Schande nicht schert; einer, der für Geld sogar (seinen) Feinden zugetan ist, ein Schamloser – diese sind (von einer Liebhaberin) nicht aufzusuchen.

17. Leidenschaft, Furcht, Geld, Geltungstrieb, Rache für Feindseligkeit, Neugier, Parteinahme, Kummer, religiöse Pflicht, Ruhm, Mitleid, Freundeswort, Scham, Ähnlichkeit mit dem Geliebten, Reichtum, Stillen der Leidenschaft, Gleichheit der Geburt, Wohnen im selben Haus, Beständigkeit und Hoffnung sind die Ursachen des Aufsuchens, so (sprechen) die Lehrer.

18. Geld, die Abwehr eines Unglücks und Liebe (sind die Ursachen), so (spricht) Vātsyāyana.

19. Das Geld wird aber (in seiner Bedeutung) von der Liebe nicht zurückgedrängt, da es den Vorrang hat.
20. Bei der Furcht und den anderen (Gründen) aber sind Wichtigkeit und Unwichtigkeit abzuwägen.
Dies ist die Betrachtung über die Freunde, die zu Besuchenden, die nicht zu Besuchenden und die Anlässe des Besuchens.

21. Auch wenn die (Liebhaberin) vom Besucher eingeladen wird, soll sie nicht sofort (darauf) eingehen, weil die Männer eine leicht zu erlangende (Frau) geringschätzen.
22. Um (seine wirklichen) Gefühle kennenzulernen, entsende sie Diener usw., Masseure, Sänger, Komiker zum Besucher oder (Leute), die ihm ergeben sind.
23. Sind solche (Leute) nicht verfügbar, (entsende sie) den Pīṭhamarda[79] usw. Durch diese erkenne sie des Liebhabers Reinheit (oder) Unreinheit, Zuneigung (oder) Abneigung, Anhänglichkeit (oder) Nichtanhänglichkeit, Geben (oder) Nichtgeben.
24. Und wenn sie (ihn günstig) beurteilt, lasse sie durch den Viṭa[80] als Führer (= Vermittler) mit dem (Bewerber) ein Liebes(band) knüpfen.
25. Unter dem Vorwand eines Wachtel-, Hahnen- (oder) Widderkampfes (oder) des Sprechenlehrens von Papageien und Predigerkrähen (oder der Aufführung) eines Schauspiels (oder der Vorführung) von Künsten bringe der Pīṭhamarda den Liebhaber in ihre Wohnung
26. oder sie in die seine.
27. Dem Angekommenen schenke sie irgend etwas Liebe und Interesse Erweckendes (mit den Worten): „Dies ist allein von (dir) selbst zu benutzen!" als Liebesgabe.
28. Und woran er sich erfreut, (damit) entzücke sie ihn durch Unterhaltung und Höflichkeiten.
29. Und ist er gegangen, schicke sie wiederholt eine lächelnd (zu ihm) sprechende Dienerin mit einem Geschenk.
30. Oder sie gehe selber zusammen mit dem Pīṭhamarda unter (irgendeinem) Vorwand.
Dies ist das Gewinnen des Besuchers.

31. Und hierzu gibt es (folgende) Verse:
Betel(blätter) wie auch Kränze
und zubereitete Salbe
bringe sie dem Ankömmling aus Liebe
und rede (mit ihm) über die Künste.
32. Bei Zuneigung mache sie (ihm) Geschenke
und tausche Geschenke (mit ihm) aus.
Den Wunsch nach Geschlechtsverkehr
offenbare sie durch ihr Selbst.
33. Mit Liebesgaben, Andeutungen
und mit reinen Höflichkeiten
soll sie, wenn sie mit ihm vertraut ist,
den Besucher dann immer mehr erfreuen.

Zweites Kapitel: *Hingabe an den Geliebten*

1. Ist (sie) mit dem Liebhaber vereint, lebe sie, um ihn zu erfreuen, wie eine treue Gattin.
2. Sie soll (ihn) erfreuen, aber nicht (an ihm) festhaften, sondern sich nur wie eine Festhaftende verhalten; das ist die kurzgefaßte (Grund-) Regel.
3. Und (ihrer) von Charakter strengen und geldgierigen Mutter sei sie unterwürfig.
4. Gibt es eine solche nicht, (sei sie) der Großmutter[273] (unterwürfig).
5. Diese aber schätze den Besucher nicht übermäßig.
6. Und mit Gewalt bringe sie die Tochter (anderswohin).[274]
7. Dabei aber tue die Liebhaberin andauernd Unwillen, Scham und Furcht kund.
8. Dennoch (gebe es für sie) kein Übertreten des (mütterlichen) Gebots.
9. Sie erwähne (allenfalls) eine unbestimmte, nicht zu verheimlichende, dem Blick nicht zugängliche und nicht ständige Krankheit.[275]
10. Ist ein Anlaß vorhanden, (gebe es) unter dem Vorwand (der Unpäßlichkeit) keinen Besuch beim Liebhaber.
11. Doch um den Opferrest (zu holen), entsende die Liebhaberin eine Dienerin, auch nach Betel.

12. Beim Liebesakt (zeige sie) Erstaunen über seine Raffinessen.
13. (Sie bemühe sich um) das Erlernen der 64 (Künste).
14. Und (sie bemühe sich) unausgesetzt um die Nachahmung der von ihm gezeigten Künste.
15. Insgeheim (richte sich ihr) Verhalten nach seinen Eigenheiten.
16. Ein Erwähnen (ihrer eigenen) Wünsche (unterdrücke sie nicht).
17. (Es erfolge) das Verdecken von Schönheitsfehlern an (ihren) geheimen Stellen.
18. Im Bett (sei sie) zu ihm, wenn er sich (ihr) zuwendet, nicht nachlässig.
19. Sie sei entgegenkommend, wenn er (ihre) Schamgegend berührt.
20. (Sie versäume nicht) das Küssen und Umarmen des schlafenden (Mannes).
21. (Sie schenke ihm) einen Blick, wenn (sein) Sinnen auf anderes (gerichtet ist). Und wenn sie im obersten Stockwerk von der Hauptstraße aus gesehen wird, schwinden Scham (wie auch) Hinterlist.

22. Für seinen Feind (empfinde sie) Feindschaft, für seinen Freund Freundschaft. Was ihn erfreut, (daran habe auch sie) Wohlgefallen. Mit ihm (empfinde sie) Freude und Kummer. Auf (seine anderen) Frauen (sei sie) neugierig. (Ihr) Zorn (währe) nicht lange.
23. Auch bei den von ihr selbst bewirkten Nagel- und Bißzeichen (hege sie) Mißtrauen gegen andere (Frauen).
24. Sie spreche nicht über (ihre) Zuneigung,
25. zeige sie aber durch (ihre) Miene.
26. Im Rausch, Schlaf (oder) Kranksein spreche sie (jedoch darüber),
27. ferner bei rühmenswerten Taten des Liebhabers.

28. Wenn er spricht, (bemühe sie sich um) das Erfassen des Sinnes der Worte. Hat sie ihn verstanden, preise sie (den Liebhaber). Zu ihrer (Umgebung) spreche sie (lobend von ihm). An seine Rede knüpfe sie (stets) eine Rückäußerung, sofern er liebevoll ist.
29. Bei (seinen) Erzählungen (zeige sie) Aufmerksamkeit, außer (wenn sie) Nebenbuhlerinnen (betreffen).

30. Beim Seufzen, Gähnen, Stolpern oder Hinfallen (des Liebhabers) soll sie das Unglück (mit einem Spruch) verwünschen.
31. Wenn er niest, (einen Laut) ausstößt (oder) betroffen ist, spreche sie: „Lebe!“[276]

32. Wenn sie schlechter Laune (ist, gebrauche sie) Krankheit (oder) Schwangerschaft als Ausrede.
33. Wegen (seiner) Trefflichkeit rühme sie keinen anderen.
34. Keinen Tadel (gebe es ihrerseits für jemand), der die gleichen Fehler hat (wie ihr Liebhaber).
35. Was (ihr) geschenkt wurde, das hebe sie auf.
36. Wenn er ein unbeabsichtigtes Vergehen begangen oder ein Mißgeschick erlitten hat, (verzichte sie) auf Schmuck und Essen.
37. Und aus Verbundenheit mit ihm (erklinge ihr) Wehklagen.
38. Sie gebe ihre Einwilligung zum Verlassen des Landes mit ihm zusammen und (gegebenenfalls) zum Loskauf vom König.
39. Die Fähigkeit zu leben (liege darin, daß sie) ihn erlangt hat, (soll sie sagen).

40. Wenn er Geld erhält, ein Wunsch sich erfüllt oder (sein) Körper gedeiht, (gewähre sie ihrer) Gottheit die früher versprochenen Darbringungen.
41. Ständig trage sie Schmuck. (Ihr) Essenbedarf (sei) mäßig.
42. Und beim Gesang (komme es zur) Erwähnung des Namens und der Abstammung (des Liebhabers). Ist sie ermüdet, lege sie (sich seine) Hand auf Brust und Stirn. Hat sie dieses Glück empfunden, erlange sie Schlaf.
43. Und seinen Schoß (wähle sie zum) Sitzen und Schlafen. Verabschiedet er sich, gehe sie (dennoch) mit.
44. Sie soll sich von ihm einen Sohn wünschen. Sie wünsche (ferner), nicht über (seine) Lebenszeit hinaus (zu leben).

45. Über nicht (ausdrücklich von ihm) zur Kenntnis Gebrachtes spreche sie insgeheim nicht.

46. Ein Gelübde (oder) Fasten rede sie ihm aus (mit der Bemerkung): „Auf mich (komme) die Schuld!“ Ist es unmöglich, (ihn davon abzubringen), dann soll sie ebenfalls das (betreffende) Gelübde auf sich nehmen.[18]
47. Bei einem Streit stelle sie die Sachlage so dar, daß selbst für ihn (eine Entscheidung) unmöglich ist.
48. Das Seine wie das Ihre betrachte sie selbst (als in seiner Bedeutung für sie) unterschiedslos.
49. Ohne ihn (gebe es für sie) kein Ausgehen zu Gesellschaften usw.
50. Im Tragen (ihr) überlassener Kränze und im Verzehren von Opferresten sei sie lobenswert.[277]
51. Sie ehre (des Liebhabers) Familie, Charakter, Kunstfertigkeit, Kaste, Wissen, Aussehen, Besitz, Heimat, Freunde, Tugenden, Alter (und) Liebenswürdigkeit.
52. Sie ermuntere ihn zu singen usw., (wenn) er dessen kundig ist.
53. (Ihr) Besuch bei ihm (sei) unabhängig von Furcht, Kälte, Hitze (oder) Regen.
54. „Nur er möge mir gehören!“ (sei ihre) Rede bei den Totenriten.
55. Sie richte sich nach seinen Wünschen, seinem Geschmack, Wesen (und) Charakter.
56. Gegen Wurzelzauber (richte sich ihr) Mißtrauen.
57. Und wenn sie ihn aufsucht, (täusche) sie ständig einen Streit mit (ihrer) Mutter (vor).
58. Und wenn sie unter Gewaltanwendung von dieser anderswohin[278] gebracht werden soll, begehre sie Gift, Hungertod, Schwert (oder) Strick.
59. Die Benachrichtigung des Liebhabers (geschehe) durch Mittelsleute, oder sie lege selbst (ihre) Lage dar.

60. Nicht (gebe es mit ihm) über Gelddinge Streit.
61. Ohne die Mutter unternehme sie nichts.
62. Bei einer Reise (des Liebhabers) mache sie eine Beschwörung für schnelle Rückkehr.
63. Ist er verreist, (besteht für sie das Gebot) einer Einschränkung der (Körper-) Pflege und ein Schmuckverbot, ausgenommen für Amulette. Oder sie trage ein einziges Muschelarmband.

64. Sie denke an vergangene Zeiten. Sie gehe zu Wahrsagerinnen (und höre) auf nächtliche Orakelstimmen. Sie beneide Sternbilder, Mond, Sonne und Sterne.[279]
65. Beim Erleben eines günstigen Traums (sei ihr) Ruf: „Seine Ankunft soll mir (beschieden) sein!"
66. Bei einem ungünstigen (Traum sei sie) aufgeregt und (halte) eine Beschwichtigungszeremonie (ab).

67. Ist er zurückgekehrt, verehre sie den Liebesgott,
68. gewähre sie den Gottheiten Darbringungen,
69. lasse sie durch Freundinnen ein mit Geschenken gefülltes Gefäß bringen
70. und verehre sie die Krähen.[280]
71. Gleich nach dem ersten Verkehr (erfolge) eben dasselbe außer der Krähenverehrung.
72. Hängt er (ganz an ihr, ver)spreche sie (ihm) ein Folgen in den Tod.
73. Das Gefühl des Vertrauens, gleiche Lebensführung, Erfüllung (ihrer) Wünsche, Freisein von Mißtrauen (ihr gegenüber und) Großzügigkeit[18] in Gelddingen – das sind die Merkmale eines wirklich an ihr hängenden (Liebhabers).
74. Dies ist, um einen Hinweis zu geben, gemäß der Lehre des Dattaka[281] ausgedrückt worden. Und das (hier) nicht Gesagte studiere sie gemäß (ihren Eindrücken) von der Welt und von der Natur des Mannes.

75. Und hierzu gibt es zwei Verse:

Wegen der Zartheit und der überaus großen Gier
und ebenso wegen der Unkenntnis des (wahren) Wesens
ist das Merkmal der Liebe bei den Frauen
schwer zu erkennen, selbst von darin Bewanderten.

76. Sie lieben, (und) sie werden gleichgültig;
sie entzücken (den Mann) und verlassen (ihn).
Selbst wenn sie alle Geldmittel an sich gerafft haben,
werden doch die Frauen nicht erkannt.

DRITTES KAPITEL: *Mittel, um zu Geld zu kommen; Anzeichen von Gleichgültigkeit (gegenüber dem Mann); Arten des Verjagens (eines Liebhabers)*

1. Das Reichwerden (der Liebhaberin) auf Kosten des (an ihr) hängenden (Mannes geschieht) auf natürliche Weise und durch List.
2. Wenn sie auf natürliche Weise oder (gar) über (ihren) Vorsatz hinausgehende (Geldsummen) erhält, soll sie keine Listen anwenden, so (raten) die Lehrer.
3. Das Vereinbarte, aber mit Listen Versehene, wird (der Liebhaber) doppelt geben, (meint) Vātsyāyana.

4. Das rechtzeitige Besorgen von Schmuck, Nahrungs- und Genußmitteln, Getränken, Kränzen, Kleidern, Parfüms und anderen Artikeln durch Bezahlung[282] von Geld bei den Händlern;
5. in seinem Beisein das Preisen seines Reichtums;
6. der Vorwand[283] von Gelübden, Bäumen, Hainen, Göttertempeln, Teichen, Gärten, Festen, Liebesgaben;
7. während eines Besuches bei ihm erfolgter (angeblicher) Diebstahl (ihres) Schmuckes durch die Wächter oder durch Diebe;
8. durch Brand (bzw.) einen Mauerdurchbruch[284] und Fahrlässigkeit im Gebäude (entstandener) Geldverlust;
9. ebenso von (bei ihr hinterlegten und nun zurück)geforderten Schmucksachen sowie von Schmucksachen des Liebhabers; Mitteilung durch Mittelsleute über den (ihr) für die Besuche bei ihm (entstandenen) Aufwand;
10. Schuldenmachen um seinetwillen;
    wegen des durch ihn hervorgerufenen Aufwandes Streit mit der Mutter;
11. Nichtbesuch von Veranstaltungen der Freunde aus dem Grund, daß sie nichts mitzubringen hat;
12. es sollten von diesen (Freunden) früher gemachte wertvolle Geschenke, nachdem sie zuvor erwähnt wurden, herbeigebracht werden;
13. Abbruch der gewohnten Tätigkeiten (um seinetwillen);
14. Aufträge an Handwerker für den Liebhaber, (da dieser für jene nicht genug zahlt);

15. Dienstleistungen für Ärzte und Minister aus begründeter Ursache;
16. Unterstützung von (auch für den Liebhaber) dienstbereiten Freunden bei Unglücksfällen;
17. Hausarbeit;
(Ausgaben für) ein Zeremoniell beim Sohn der Freundin;
Schwangerschaftsgelüste;
Krankheit;
Befreiung eines Freundes aus dem Unglück;
18. teilweiser Verkauf (ihres) Schmuckes im Interesse des Liebhabers;
19. durch sie (erfolge) das Vorführen (gern) verwendeten (und darum gut gefallenden) Schmuckes, Geschirrs oder Hausgerätes beim Kaufmann zum Zweck des Verkaufs;
20. beim Tausch von Geschirr und ähnlichem von anderen Liebhaberinnen Ergreifen des besonders vorzüglichen;
21. früher (von ihr erbrachte) Dienstleistungen soll sie nicht in Vergessenheit geraten lassen und (sie vielmehr) anpreisen;
22. durch Mittelsleute lasse sie (dem Liebhaber) das Übermaß an Gewinn der anderen Liebhaberinnen mitteilen;
23. diesen beschreibe sie in Gegenwart des Liebhabers ihren eigenen, überaus großen Gewinn – (gleichgültig, ob) erfolgt oder nicht erfolgt –, (wobei sie) verschämt (tue);
24. früheren Bewerbern, die sich gemeinsam mit überaus hohem Gewinn(versprechen) erneut bemühen, (erteile sie) eine offene Zurückweisung;
25. Hinweis auf seine freigebigen Mitbewerber;
26. „Er soll nicht wiederkommen!“ als Bitte eines Knaben[285] – dies sind die Listen (zum Erlangen) von Geld.

27. Und den Gleichgültigen erkenne sie stets an der Veränderung (seiner) Natur und am Aussehen des Gesichtes.
28. Er gibt zuwenig oder zuviel.

29. Er verbündet sich mit (ihren) Widersachern.
30. Nachdem er etwas vorgetäuscht hat, tut er etwas anderes.
31. Er bricht die Gewohnheit (des Geldgebens) ab.
32. Ein Versprechen vergißt er, oder er verwirklicht es auf andere Weise.
33. Mit seinen Leuten spricht er aufgrund einer Vereinbarung.[286]
34. Indem er eine einen Freund betreffende Angelegenheit vortäuscht, übernachtet er anderswo.
35. Er unterhält sich mit ihrer Dienerschaft, mit der er früher zusammen war.

36. Sie bringe seine wertvollen Gegenstände, bevor er es merkt, unter einem anderen Vorwand in (ihre) Hand.
37. Und diese (Wertsachen) nehme ein Gläubiger mit Gewalt aus ihrer Hand.[287]
38. Mit dem (eventuell) streitenden (Liebhaber) verhandele der „Gläubiger" im Gerichtshof.
Dies ist das Erkennen der Gleichgültigkeit.

39. Einen Anhänger aber, der früher dienstbereit war (und nun nur) noch von geringem Nutzen ist, beherrsche sie mit Betrügereien.
40. Einen (ganz) Wertlosen aber vertreibe sie ohne Zugeständnis mit List, wobei sie sich auf einen anderen (Liebhaber) stützt.
41. Betreiben des ihm Unerwünschten; Wiederholung (einer Tat, die von ihm) getadelt wurde; Zusammenpressen der Lippen; Stampfen mit dem Fuß auf die Erde; Gespräch über Dinge, von denen er nichts versteht; (bei Gesprächen über Dinge,) von denen er etwas versteht; Interesselosigkeit und Schmähung (sowie) Verletzung (seines) Stolzes; Umgang mit (ihm) Überlegenen; Rücksichtslosigkeit; Tadeln derjenigen, die die gleichen Fehler (wie er) haben; Aufenthalt an geheimem (Ort);
42. bei (seinen) Vorkehrungen zum Liebesgenuß (zeige sie) Nervosität; Wegwenden des Mundes; Verdecken der Schamgegend; Ekel vor Nagel- und Zahnwunden; bei einer Umarmung (rasche) Beendigung durch eine

im Ärmel befindliche Nadel; (absichtliche) Steifheit der Gliedmaßen; Verschränken der Schenkel; und Schlafbedürfnis; wenn sie gewahrt, daß er ermattet ist, (dann erfolge) eine Aufforderung (an ihn); (erweist er sich dann) als unfähig, (breche sie in) Gelächter (aus); ist er (aber zum Beischlaf) imstande, (zeige sie) keinerlei Wonne; auch am Tage; wenn sie (seine) Neigung (zum Geschlechtsverkehr) bemerkt hat, gehe sie weg zu einem bedeutenden Mann;

43. aus (seinen) Worten greife sie (absichtlich) das Falsche heraus; wo kein (Grund) zum Scherz (vorliegt, breche sie in) Gelächter (aus); bei einem Scherz lache sie in bezug auf etwas anderes; wenn er spricht, blicke sie aus dem Augenwinkel auf die Dienerschaft und stoße (diese) an; indem sie seine Erzählung unterbricht, (beginne sie) andere Erzählungen; sie erwähne seine Schandtaten und Laster, die er nicht aufgeben kann; und sie deute einer Dienerin (seine) schwachen Seiten an;

44. und wenn er kommt, schaue sie (ihn) nicht an; bitte um etwas, um das man nicht bitten soll. Am Ende (erfolgt ihre) Befreiung von selbst. Dies (ist die) Auffassung des Dattaka.[281]

45. Und dazu gibt es zwei Verse:

Nach (vorheriger) Prüfung Vereinigung mit den Besuchern,
Erfreuen des (ihr durch Verkehr) verbundenen (Mannes)
und Annahme des Geldes vom Verliebten
und am Ende Loslösen (von ihm, das ist) Liebhaberinnenart.

46. Die sich so nach dieser Richtschnur
bei der Annahme (von Liebhabern) verhaltende Liebhaberin
wird von den Besuchern nicht betrogen
und macht[288] reichlich Geld.

Viertes Kapitel: *Erneute Festigung eines locker gewordenen (Verhältnisses)*

1. Indem sie den derzeitigen (Liebhaber, dessen) Reichtum sie ausgesogen hat, verläßt, soll sie sich mit dem vereinigen, mit dem sie früher verbunden war.
2. Wenn dieser (inzwischen wieder) Geld erlangt hat, wohlhabend ist und verliebt, dann soll sie sich (wieder mit ihm) vereinen.
3. Ist er (inzwischen) anderswohin gegangen, ist er zu überprüfen. Er (kann) entsprechend dem Sachverhalt von sechsfacher Art (sein):
4. Von hier von selbst weggegangen, auch von dort selbst weggegangen;
5. von hier und von dort vertrieben und (deshalb) weggegangen;
6. von hier von selbst weggegangen und von dort vertrieben und (deshalb) weggegangen;
7. von hier von selbst weggegangen und dort (noch) befindlich;
8. von hier vertrieben und (deshalb) weggegangen und von dort von selbst weggegangen;
9. von hier vertrieben und (deshalb) weggegangen und dort (noch) befindlich.

10. Wenn er, nachdem er von hier und von dort von selbst weggegangen ist, (sie auch) anfleht, ist er (doch) ein Verächter der Vorzüge beider (Liebhaberinnen), schwankenden Sinnes, und (daher gebe es mit ihm) keine Vereinigung.
11. Einer, der von hier und von dort vertrieben wurde und (deshalb) weggegangen ist, ist von festem Sinn. Wenn er von einer (Liebhaberin), die von anderer Seite viel erhält, vertrieben worden sein sollte, obwohl er wohlhabend ist, (gilt) eine Verbindung (mit ihm als ratsam in dem Gedanken:) „Durch jene erzürnt, wird er mir aus Ärger (über sie) viel geben."
12. Wurde er (indessen) wegen (seiner) Mittellosigkeit oder wegen (seines) Geizes verlassen, ist er nichts wert.
13. Wenn einer, der von hier von selbst weggegangen ist

und von dort vertrieben wurde (und deshalb) weggegangen ist, (gleich) zu Anfang sehr viel gibt, so ist er deshalb aufzunehmen.

14. Einer, der von hier von selbst weggegangen und dort (noch) befindlich ist, muß, wenn er (sie um Wiederaufnahme der Beziehungen) anfleht, geprüft werden.

15. „Indem er auf der Suche nach Besonderem gegangen ist und (nun), da er Besonderes nicht gefunden hat, zu mir kommen und mich genau kennenlernen möchte, wird er, wenn er gekommen ist, aus Verliebtheit (viel) geben. Oder da er bei ihr Fehler gesehen hat und bei mir jetzt die hervorragendsten Vorzüge sieht, wird er als einer, der Vorzüge (einzuschätzen) weiß, besonders viel geben."

16. Hat sie erkannt, daß er (wie ein) Knabe ist oder daß er nicht nur in *eine* Richtung blickt[289] oder daß er (sie) nur betrügen will oder daß (seine) Leidenschaft (die – geringe – Dauerhaftigkeit der Farbe[290]) des gelben Ingwer hat oder daß er alles mögliche treibt, verbinde sie sich (mit ihm) oder nicht.

17. Einer, der von hier vertrieben wurde (und deshalb) weggegangen ist und der von dort von selbst weggegangen ist, muß, wenn er (sie um Wiederaufnahme der Beziehungen) anfleht, geprüft werden.

18. „Möchte er aus Zuneigung kommen, wird er viel geben. Durch meine Vorzüge wird er gewonnen, der bei der anderen nicht befriedigt ist."

19. Oder (aber sie denkt:) „Früher ohne Anlaß von mir vertrieben, möchte er, nachdem er mich besucht hat, Rache nehmen, oder er möchte durch einen Anschlag (auf mich) das Geld, das ihm von mir abgejagt worden ist, sofern ich ihm vertraue, zurückbekommen, oder er möchte Vergeltung, oder er will (mich), nachdem er mich zum Bruch mit (meinem) derzeitigen Liebhaber veranlaßt hat, sitzenlassen!" (Mit einem solchen), der Unheil im Schilde führt, darf man sich nicht vereinen.

20. Sollte er anders gesinnt sein, ist (dies erst) mit der Zeit wahrzunehmen.

21. Der von hier Vertriebene, dort (noch) Befindliche (und jetzt) Flehende ist damit (zugleich) besprochen.

22. Von diesen (sie) anflehenden (Bewerbern) soll sie diejenigen, die sich anderswo aufhalten, selbst anflehen.[291]
23. Der wegen einer Übeltat von mir Vertriebene (und) anderswohin Gegangene ist (nur) mit Mühe (wieder) herzubringen.
24. Oder: von hier (= mir) ins Gespräch gezogen, wird er sich dort ein Zerwürfnis einhandeln.
25. Er wird seinen Stolz brechen.[292]
26. Oder: Für ihn ist (jetzt) die Zeit der Geldeinnahmen. Ihm ist eine Rangerhöhung zuteil geworden. Er hat ein Amt erhalten. Er hat sich von (seinen) Gattinnen getrennt. Er ist von (seiner) Abhängigkeit befreit. Er hat sich (auch) vom Vater oder Bruder getrennt.
27. Oder: Wenn ich mit diesem verbunden bin, (also) mit ihm eine Vereinigung hergestellt haben werde, werde ich einen wohlhabenden Liebhaber erlangen.
28. Oder: Er ist von (seiner) Gattin beschimpft worden, da werde ich ihn diese (nun erst recht) beleidigen lassen.
29. Oder: Sein Freund liebt die mich hassende Nebenbuhlerin; (die beiden) werde ich durch jenen auseinanderbringen.
30. Oder: Durch (seine) Wankelmütigkeit werde ich ihn zum Leichtsinn verleiten.

31. Ihm sollen die Pīṭhamarda[79] usw. schildern, daß er durch die Niedertracht ihrer Mutter einst vertrieben wurde, (während) die Liebhaberin trotz ihrer Zuneigung ohnmächtig war,
32. und daß (ihre) Verbindung mit dem derzeitigen (Liebhaber) lieblos und (voller) Haß sei.
33. (Die Vermittler) sollen ihn (durch Bezeugen ihrer) früheren Zuneigung und Erinnerungen zu gewinnen trachten.
34. Und die Erinnerung sei bezogen auf die (damals) von ihm geleisteten Dienste.
Das ist die erneute Verbindung mit einem ruinierten (Liebhaber).

35. Von beiden (Liebhabern), dem von früher her nicht

(vertrauten) und dem von früher her vertrauten, ist der von früher her vertraute der bessere. Denn sein Charakter ist bekannt, seine Leidenschaft erkannt, sein Betragen ist gut. So (sprechen) die Lehrer. (Aber:)

36. Ein von früher her Vertrauter, dessen Besitz (ja) rundum geplündert worden war, gibt nicht allzuviel Geld, (zumal) es schwierig ist, wieder (sein) Vertrauen zu gewinnen. Aber der von früher nicht Vertraute verliebt sich mit Leichtigkeit. So (denkt) Vātsyāyana.

37. Dabei aber (gibt es) nach der jeweiligen Natur des Mannes Besonderheit(en).

38. Und dazu gibt es (folgende) Verse:

Um eine andere mit dem Besucher zu entzweien
oder um den Besucher mit einer anderen zu entzweien
oder um den derzeitigen (Liebhaber) zu treffen,
wünsche (eine Liebhaberin) die erneute Vereinigung.

39. Fürchtet er die Vereinigung (der Liebhaberin) mit einem anderen,
schaut er nicht auf (ihre) Schandtaten.
Überaus (eng ihr) zugetan, gibt der Mann
hier aus Furcht (vor Verstoßung) viel.

40. Einen nicht (ihr) Zugetanen ergötze sie,
und den (ihr) Zugetanen mißachte sie.
Und beim Eintreffen des Boten eines anderen (Mannes),
der sehr erfahren sein mag,

41. da möge den zuerst Herankommenden
die Frau mit der Zeit gewinnen,
und sie halte ununterbrochen Verbindung
und verlasse den (ihr) Zugetanen nicht.

42. Aber einen (ihr) zugetanen (und) ergebenen (Mann) möge die Frau
ansprechen, und sie möge sich dennoch anderswohin wenden.
Hat sie diesem (anderen sein) Geld abgenommen,
entzücke sie den ihr Zugetanen.

43. Nachdem sie die Chancen zu Beginn geprüft hat,

den Gewinn und die Liebe, die herrliche,
(und) die Freundschaft, möge sie sich wieder
mit dem ruinierten (Liebhaber) vereinen – die
erfahrene Frau.

Fünftes Kapitel: *Arten des Gewinns*

1. Hat sie zahlreichen Besuch und gewinnt sie viel an jedem Tag, soll (eine Liebhaberin) sich nicht an (nur) einen einzigen (Mann) binden.
2. Je nach Ort, Zeit, Stelle[293], eigenen Qualitäten sowie Schönheit, ferner (je nach dem, ob) sie anderen (Liebhaberinnen) unterlegen oder überlegen ist, setze sie das Geld für eine Nacht fest.
3. Und sie sende dem Besucher Boten zu. Sie beauftrage (solche, die) mit ihm selbst verbunden sind.
4. Zwei-, drei-, viermal gehe sie zwecks Erlangung eines Gewinnüberschusses auch zu ein und demselben (Mann) und widme sich (ihm).[18]
5. Bei Gleichzeitigkeit der Besucher aber (und) bei Gleichheit des Gewinns gebührt offensichtlich der Vorzug dem, der gibt, was sie verlangt; so (denken) die Lehrer.
6. Weil es nicht zurückgeholt werden kann und Wertmesser für jedes Ding (ist, ist) Gold (das Beste, urteilt) Vātsyāyana.
7. Von Gold, Silber, kupfernen, messingnen, eisernen Töpfen und Hausgeräten, Teppichen, Decken, Festkleidern, Duftstoffen, scharfem Gewürz, Geschirr, Schmelzbutter, Öl, Getreide, Vieh[294] ist das jeweils vorhergehende das Bessere.
8. (Besteht) darin Gleichheit, sind (also) die angebotenen Sachen gleich, so (habe) gemäß dem Wort eines Freundes, gemäß der Vergänglichkeit[295], den Zukunftsaussichten (des Liebhabers), den Vorzügen des Besuchers und der Liebe (der Betreffende) den Vorrang.
9. Von einem Verliebten und einem Freigebigen (hat) der Freigebige offenkundig den Vorrang, so (denken) die Lehrer.

10. Doch ist es möglich, einem Verliebten Freigebigkeit einzupflanzen.
11. Denn selbst ein Habsüchtiger ist freigebig, wenn er verliebt ist; aber kein Freigebiger wird durch (bloße) Hartnäckigkeit (einer Liebhaberin) verliebt, so (argumentiert) Vātsyāyana.
12. Auch hier (hat) von einem Reichen und einem Armen der Reiche den Vorrang. Von einem Freigebigen und einem, der gemäß den Absichten (der Liebhaberin) handelt, (hat) offenkundig der letztere den Vorrang, so (sprechen) die Lehrer. (Aber:)
13. Derjenige, der gemäß den Absichten (der Liebhaberin) handelt, meint, (auch) wenn er (nur) einmal (für sie) tätig war, (ihr) entsprochen zu haben; der Freigebige hingegen denkt nicht an das in der Vergangenheit (Gewährte und ist weiterhin freigebig), so (urteilt) Vātsyāyana.
14. Auch hier (leitet sich) der (jeweilige) Vorrang aus (dem Grad) der Vorzüglichkeit (ab).

15. Von einem Dankbaren und einem Freigebigen (hat) offenkundig der Freigebige den Vorrang, so (sprechen) die Lehrer. (Aber:)
16. Selbst wenn er lange Zeit befriedigt wurde, berücksichtigt ein Freigebiger, der eine einzige Schandtat (der Liebhaberin) bemerkt hat oder von einer anderen Liebhaberin aufgehetzt worden ist, die in der Vergangenheit (von seiner Geliebten um seinetwillen aufgewandte) Mühe nicht.
17. Im allgemeinen nämlich sind Freigebige würdevoll, geradlinig und nicht kleinlich.
18. Ein Dankbarer aber, der die früher (für ihn aufgewandte) Mühe berücksichtigt, wird nicht plötzlich gleichgültig. Und weil (sein) Charakter geprüft worden ist, läßt er sich (auch) nicht aufhetzen, so (argumentiert) Vātsyāyana.
19. Auch hier (leitet sich) der (jeweilige) Vorrang aus (dem Grad) der Vorzüglichkeit (ab).

20. Von dem Wort eines (der Liebhaberin wirklich) ergebenen Freundes und der Geldeinkunft hat offenkundig

die Geldeinkunft den Vorrang, so (sprechen) die Lehrer. (Aber:)

21. Diese Geldeinkunft wird ja auch (so) erfolgen; ein Freund aber, dessen Wort einmal zurückgewiesen wurde, dürfte verärgert sein, so (argumentiert) Vātsyāyana.
22. Doch hier (leitet sich) der (jeweilige) Vorrang aus dem Verstreichen (der Zeit bis zur endgültigen Zahlung ab).
23. Nachdem sie da den Liebhaber mit einer Entschuldigung wegen einer (dringlichen) Angelegenheit versöhnt hat, (wobei sie spricht): „Morgen soll dein Wort gelten!", nehme sie das in Aussicht gestellte Geld an.
24. Von der Geldeinkunft und der Abwehr eines Unglücks (hat) offenkundig die Geldeinkunft den Vorrang, so (sprechen) die Lehrer. (Aber:)
25. Geld (gibt es nur) in begrenzter Menge; ist das Unglück aber einmal in Gang gekommen, weiß man nicht, wohin es führt, so (argumentiert) Vātsyāyana.
26. Auch hier (ergibt sich) der Vorrang aus dem Verhältnis von wichtig und unbedeutend.
27. Damit ist (bereits) zum Ausdruck gebracht, daß gegenüber einem zweifelhaften Geld(erwerb) die Abwehr eines Unglücks den Vorrang (hat).

28. (Die Errichtung) von Göttertempeln, die Anlage von Teichen und Hainen, die Schaffung von Dämmen und von Tempeln für den Feuergott, die Schenkung von Tausenden von Rindern durch würdige Vermittlung an die Brahmanen[296], das Darbringen von Verehrung und Spenden für die Götter (und natürlich auch) die Entgegennahme von Geld, das solche Ausgaben[297] gestattet – (dazu) ist der Gewinnüberschuß der höchsten (Kategorie von) Liebhaberinnen (nützlich).
29. Das Tragen von Schmuck an allen Gliedern, die Führung eines vorzüglichen Hauses, das Ausstatten des Hauses mit kostbarem Geschirr sowie mit Dienern – (dazu) ist der Gewinnüberschuß derjenigen (nützlich), die von (ihrer) Schönheit leben.
30. Stets weiße Kleidung, gegen den Hunger Speise und Trank, ständig Gebrauch von Parfüm und Betel sowie

von vergoldetem Schmuck – (dazu) ist der Gewinnüberschuß der „Wasserträgerinnen“ (nützlich).

31. Diesem Beispiel gemäß richte man den Blick auch auf die Gewinnüberschüsse der mittleren und unteren, (überhaupt) aller (Liebhaberinnen), so (sprechen) die Lehrer.

32. Da nach Gegend, Zeit, Rang[298], Fähigkeit, Zuneigung (und) entsprechend dem (jeweiligen) Verhalten der Leute der Gewinn unbeständig ist, ist dies(e Ansicht) unzutreffend, so (spricht) Vātsyāyana.

33. Wenn sie den Besucher davon abzubringen wünscht, daß er anderswohin geht; oder wenn sie den einer anderen zugetanen (Mann dieser) entreißen möchte; oder wenn sie einer anderen den Gewinn abjagen möchte; oder wenn sie der Meinung ist, daß sie durch den Umgang mit einem nicht zu Besuchenden für sich Stellung, Gedeihen, Zukunftsaussicht (und) Besucherfülle (erlangen könnte); oder wenn sie zur Abwehr von Unglück ihn als Beistand zu gewinnen wünscht; oder wenn sie die Beleidigung eines anderen, (ihr) zugetanen (Mannes) dadurch beabsichtigt, daß sie den früher (von diesem geleisteten) Dienst leugnet; oder wenn sie ausschließlich auf Liebe bedacht ist – (dann) nehme sie von einem Wohlwollenden auch eine unbedeutende Zuwendung an.

34. Wenn sie sich aber zur Sicherung (ihrer) Zukunft an ihn gehängt hat und Unglück abwehren will, nehme sie (eine kleine Summe) nicht entgegen.

35. Ich werde ihn verlassen (und) anderswo eine Bindung eingehen; er wird gehen, er wird (wieder) mit (seinen) Gattinnen in Verbindung kommen; er wird die Unglücksfälle vergessen;[299] der (ihn) lenkt, sein übergeordneter Aufseher wird kommen, (sein) Herr oder Vater; der Verlust seiner Stellung wird ihn (treffen); er ist wankelmütig – wenn sie (so) denkt, verlange sie alsbald von ihm (ihren) Gewinn.

36. Die vom Herrscher versprochene Gnade wird er erhalten; ein Amt oder eine Stellung wird er bekommen; oder die Zeit seiner (selbständigen) Lebensführung ist

herangekommen; sein Fahrzeug[300] wird kommen; seine ... Ernte wird reifen; was man ihm zuwendet, ist nicht verloren; beständig ist (sein) Worthalten – bei solcher Aussicht wünsche sie (ihn), oder sie lebe als Gattin (mit ihm).

37. Und dazu gibt es (folgende) Verse:

Die nur mit Mühe zu Vermögen gekommen sind
und brutale Günstlinge des Königs
soll sie in Zukunft wie in Gegenwart
in weit(em Bogen) meiden.

38. Bei deren Nichtbesuch (aber) Nachteil (entsteht),
bei (deren) Besuch jedoch Erfolg,
die fasse sie, wenn auch mit Anstrengung,
und mache sich unter einem Vorwand (an sie) heran.

39. Die freundlich darbieten
auch einer unbedeutenden (Liebhaberin) ungezählten Reichtum,
Freigebige, Energievolle –
diese besuche sie selbst auf eigene Kosten.

Sechstes Kapitel: *Betrachtungen über Gewinn und Verlust; Typen von Prostituierten*

1. Die erworbenen Gelder haben auch Unglück im Gefolge sowie Risiken.
2. Diese (Gefahren) dürften herrühren aus der Schwachheit des Verstandes, übergroßer Leidenschaft, übergroßem Hochmut, übergroßer Heuchelei, übergroßer Geradheit[301], übergroßer Vertrauensseligkeit, übergroßem Zorn, Fahrlässigkeit, Unbesonnenheit und Schicksalsfügung.
3. Die Folgen dieser (Fehler) sind: Fruchtlosigkeit des gemachten Aufwandes; Aussichtslosigkeit; Unterbleiben des Geld(eingangs), der (sonst) kommen würde; Schwund[302] des erhaltenen (Geldes); Annahme von Grobheit (im Wesen); Mangel an Attraktivität; Verfall des Körpers; Abschneiden des Kopfhaars;[303] Sturz (und) Verstümmelung der Glieder.

4. Darum meide (die Liebhaberin) diese (Fehler) von Anfang an und berücksichtige (vielmehr) die am meisten Geld (bringenden Umstände).

5. Der Gewinn (besteht) in dreifacher Art: Geld, Moral, Liebe.
6. (Auch) der Verlust (besteht) in dreifacher Art: Geldverlust, Schuld, Haß.
7. Erlangt man diese (Ziele, ergibt sich) im Zusammenhang (damit) auch das Zustandekommen eines anderen.[304]
8. Wenn aber das Erreichen eines Zieles zweifelhaft ist – wird es stattfinden oder nicht? –, so ist dies ein reines Risiko.
9. Wenn dies oder jenes (stattfinden kann), so ist dies ein „gemischtes Risiko".
10. Wenn eine einzige Handlung ausgeführt wird und daraus zwei Resultate entstehen, so ist das ein Erfolg nach beiden Seiten.
11. Ein von allen Seiten (stammendes) Resultat ist ein allseitiger Erfolg.
Diese (Arten) werden wir noch erörtern.
12. Geprüft wurde im Wesen die Dreizahl des Gewinns, ebenso umgekehrt die Dreizahl des Verlustes.

13. Wenn es beim Besuch eines sehr hochgestellten (Mannes) offensichtlich zu einer (bedeutenden) Geldeinnahme (kommt und) sich außerdem Annehmbarkeit, Zukunftsaussichten, Besuch und Nachfrage von anderen ergeben, so ist dies ein Gewinn, an den sich (weiterer) Gewinn anschließt.
14. Wenn es beim Besuch irgendeines anderen zu einfachem Gewinn (kommt), so ist das ein Gewinn ohne Anschluß (eines weiteren Gewinns).
15. Wenn sie von einem (ihr) Zugetanen Geld entgegennimmt, (das) einem anderen (gehört, ergeben sich) Ruinierung der Zukunft, Schwund[302] des Geldes, Besuch eines bei den Leuten Verhaßten oder Niedrigen, was die Zukunft (vollends) vernichtet. Das ist (also) ein Gewinn, an den sich Verlust anschließt.
16. Der Besuch eines Helden, eines mächtigen Ministers

oder eines Habgierigen auf ihre eigenen Kosten (könnte), auch wenn er fruchtlos ist, für die Abwehr eines Mißgeschicks und zur Beseitigung der Ursache großen Geldverlustes (führen und damit) die Zukunft sichern. Das ist ein Verlust, an den sich Gewinn anschließt.

17. Das Geneigtmachen eines Geizhalses, eines sich für schön Haltenden, eines Undankbaren oder eines zu Betrügereien Veranlagten, auch auf ihre eigenen Kosten, das am Ende fruchtlos bleibt, das ist ein Verlust ohne Anschluß (eines weiteren Verlustes).
18. Das Geneigtmachen eines (Mannes), der ein grausamer, an Macht reicher Günstling des Königs ist, ist ebenso am Ende fruchtlos. Und das Verjagen (eines solchen Mannes) verursacht Schaden. Dies ist ein Verlust, an den sich (weiterer) Verlust anschließt.
19. Ebenso wende man die Zusammenhänge auch auf Moral und Liebe an.
20. Und man mische sie untereinander in angemessener Weise.

Dies sind die Folgen.

21. Selbst wenn er befriedigt wurde – wird er geben oder nicht? Das ist das Geldrisiko.
22. Wenn sie einen, dessen Geld sie abgepreßt hat, als nutzlos (nun) sitzenläßt, indem sie kein Geld (mehr) bekommt – ist das wohl Moral oder nicht? Das ist das Moralrisiko.
23. Wenn sie zu einem, den sie als erwünscht betrachtet, geht, zu einem Diener oder einem anderen (dem Stand nach) Unbedeutenden – wird da wohl Liebe sein oder nicht? Das ist das Liebesrisiko.
24. Ein Mächtiger, (aber charakterlich) Niedriger, der (trotz Verlangens) nicht aufgesucht wird – wird er Unglück verursachen oder nicht? Das ist das Unglücksrisiko.
25. Wenn ein äußerst nutzloser, (aber) anhänglicher (Liebhaber) verlassen wird und (aus Kummer darüber) in die Welt der Ahnen eingeht – wird dabei Unmoral sein oder nicht? Das ist das Risiko der Unmoral.
26. Bei einem, über dessen Leidenschaft sie im Zweifel ist,

da sie Zuneigung nicht wahrgenommen hat – wird da Abneigung sein oder nicht? Das ist das Haßrisiko. Dies sind die reinen Risiken.

27. Nun (folgen) die gemischten (Risiken).
28. Das Geneigtmachen eines (Neu)ankömmlings von unbekanntem Charakter oder eines (bei ihr) eingetroffenen mächtigen Günstlings (bedeutet) Gewinn (oder) Verlust. Das ist (also) ein Risiko.
29. Das Besuchen eines gelehrten Brahmanen, Brahmanenschülers, Geweihten, Gelübdeträgers oder Sektenmitgliedes, der, nachdem er sie gesehen hat, in Leidenschaft geriet und (nun) im Sterben liegt, (und zwar) auf das Wort eines Freundes hin oder aus Wohlwollen – (ist) religiöse Pflicht oder Unmoral. Das ist das Risiko.
30. Ein Besuch, nur weil die Leute sich (noch) nicht schlüssig geworden sind, (bei jemandem, bei dem auch sie noch) nicht geprüft hat, ob er ohne Tugend oder tugendhaft ist – (bringt er) Liebe (oder) Haß? Das ist ein Risiko.
31. Und man mischt (diese Risiken) untereinander. Dies sind die gemischten Risiken.

32. Wo beim Besuch von einem anderen (Liebhaber) Geld (eingenommen wird) und von dem (ihr ursprünglich) zugetanen (und mit dem anderen) Wetteifernden auch – das ist Gewinn auf beiden Seiten.
33. Wo ein auf eigene Kosten (anderswo unternommener) Besuch fruchtlos (bleibt) und der (ursprünglich) Ergebene, (jetzt aber) Verärgerte sein Vermögen zurückholt – das ist Verlust auf beiden Seiten.
34. Wo Bedenken (besteht), ob beim Besuch (eines neuen Liebhabers) Geld (herausspringen) wird oder nicht und ob der (ihr gegenwärtig) Zugetane (und mit dem anderen) Wetteifernde (mehr) geben wird oder nicht – das ist ein Gewinnrisiko nach beiden Seiten.
35. Wo bei einem Besuch auf (eigene) Kosten (es ungewiß ist, ob) der frühere (Liebhaber) feindselig (werden und) aus Zorn Schaden stiften wird oder nicht oder ob der (ihr) Zugetane verärgert das Gegebene zurückneh-

men wird oder nicht – das ist das Verlustrisiko nach beiden Seiten.

Das sind nach Auddālaki die Beziehungen nach beiden Seiten.

36. Aber die Anhänger des Bābhravya (meinen):
37. Wo bei einem Besuch ein Gewinn (herauskommt) und beim Nichtbesuch von dem (ihr) zugetanen (Liebhaber ebenfalls ein Gewinn) – das ist ein Gewinn auf beiden Seiten.
38. Wo bei einem Besuch fruchtloser Aufwand (entsteht) und beim Nichtbesuch unabwendbarer Verlust – das ist Verlust auf beiden Seiten.
39. Wo bei einem Besuch der Zweifel (auftaucht), ob er ohne Aufwand (ihrerseits) geben wird oder nicht (oder) ob beim Nichtbesuch der (ihr) Zugetane geben wird oder nicht – das ist ein Gewinnrisiko nach beiden Seiten.
40. Wo bei einem mit einem (bestimmten) Aufwand (ihrerseits verbundenen) Besuch der Zweifel (auftaucht), ob der frühere (Liebhaber) sich als feindselig und mächtig herausstellen wird oder nicht und ob er beim Nichtbesuch aus Zorn Schaden stiften wird oder nicht – das ist das Verlustrisiko nach beiden Seiten.
41. Bei der Kombination dieser sechs (Möglichkeiten ergibt sich): auf der einen Seite Gewinn, auf der anderen Seite Verlust; auf der einen Seite Gewinn, auf der anderen Seite Gewinnrisiko; auf der einen Seite Gewinn, auf der anderen Seite Verlustrisiko – (insgesamt also) sechs gemischte Beziehungen.
42. Nachdem die (Liebhaberin) diese (Fälle) mit (ihren) Freunden geprüft hat, gehe es ihr um die reichlichste Gewinn(erwartung auch angesichts) eines Gewinnrisikos oder um die Minderung eines schweren Verlustes.
43. Ebenso verfahre sie auch in bezug auf Moral und Liebe.

Man vermische sie und kombiniere sie miteinander.

Dies sind die Beziehungen nach beiden Seiten.

44. (Mehrere) Liebhaber zusammen nehmen auch *eine* (Liebhaberin); das ist der gemeinschaftliche Verkehr.

45. Wenn sie sich mit diesem und jenem von diesen (Leuten) zusammentut, nehme sie jedem einzelnen (mit dem anderen) Wetteifernden Geld ab.

46. Am Frühlingsfest usw. lasse sie (durch ihre) Mutter bekanntmachen: „Wer mir für die Vereinigung (mit meiner Tochter) diesen und jenen (Wunsch) erfüllen wird, zu dem wird heute meine Tochter gehen!"

47. Bei den Besuchen der (miteinander) Wetteifernden achte sie auf die (Geld)angelegenheiten.

48. Von einer Seite Gewinn, von allen Seiten Gewinn; von einer Seite Verlust, von der Hälfte Gewinn, von allen Seiten Gewinn; von der Hälfte Verlust, von allen Seiten Verlust – das sind die allseitigen Beziehungen.

49. Das Gewinnrisiko und das Verlustrisiko betrachte man wie oben (dargelegt), und man kombiniere damit auch Moral und Liebe.
Dies sind die Untersuchungen über Gewinn, Verlust, (ihre) Folgen und Risiken.

50. Die „Wasserträgerin", die Dienerin, die Fremdgehende, die Ausschweifende, die Tänzerin, die Künstlerin, die offenkundig Verdorbene, die von (ihrer) Schönheit Lebende und die Gaṇikā – das sind die Typen von Prostituierten.

51. Für alle (gelten) sinngemäß (die Regeln über) Besucher, Freunde, deren Entzückung, Listen zum Gelderwerb, Verjagen, erneute Vereinigung, Arten des Gewinns, die Folgen, Prüfung von Gewinn, Verlust, (ihrer) Folgen und Risiken.
Dies zur Prostitution.

52. Und dazu gibt es zwei Verse:

Da die Männer nach Liebesgenuß verlangen
und nach Liebesgenuß auch die Frauen (verlangen),
wird als Hauptzweck des Lehrbuchs
hier die Vereinigung mit den Frauen (gelehrt).

53. Es sind auf Leidenschaft bedacht die Frauen;
sie sind aber auch auf Geld bedacht.
Zuvor ist dort die Leidenschaft geschildert worden, aber

die Beziehungen zu Liebhaberinnen (ist) im
(obigen) Abschnitt über Prostitution
(geschildert worden).

SIEBTER HAUPTTEIL: AUF GEHEIMMITTEL BEZÜGLICHES

Erstes Kapitel: *Wie man sich gewinnend macht; wie man andere bestrickt; Anwendung von Aphrodisiaka*

1. Dargelegt ist das Kāmasūtra.
2. Wer aber nach den dort ausgesprochenen Regeln das angestrebte Ziel nicht erreicht, handele gemäß (diesem) Abschnitt über Geheimlehre.
3. Schönheit, Tugend, (Jugend)alter, Freigebigkeit (sind die Mittel, mit denen) man sich gewinnend macht.
4. Eine Salbe aus Tagara[305]-, Kuṣṭha[306]- und Tālīsa[307]-Blättern macht gewinnend,
5. ebenso eine in einem Menschenschädel zubereitete Salbe aus diesen (Substanzen), nachdem man sie fein zerrieben und die Paste mit Öl[308] bestrichen hat.
6. (Eine solche) Salbe ist (auch) das Öl, das aus (den Wurzeln) der Sahadevī[309], Sārivā[310], des Kuraṇṭaka[209] und Blättern des blauen Lotus bereitet wird;
7. ebenso (wirken) damit zubereitete Kränze.
8. Wenn man an einem Pulver aus getrockneten Staubfäden von Wasserrosen und blauem Lotus mit Honig und Schmelzbutter leckt, wird man gewinnend.
9. Eben diese (Stoffe), mit Tagara[305]-, Tālīsa[307]- und Tāmāla[311]-Blättern als Salbe zubereitet, (wirken ähnlich).
10. Man trage ein Auge eines Pfaues oder einer Hyäne, das mit einem (Stück Blatt)gold umwickelt ist, am rechten Hand(gelenk); so macht man sich gewinnend.
11. Ebenso (trage man) ein Amulett aus (der Wurzel von) Badara[312] und ein Muschelamulett. Und bei diesen (Amuletten) wende man die Verfahren des (Atharva-) Veda[313] an.

12. Eine Dienerin, die nach Wissenserwerb und Unterricht das Jugendalter erreicht hat, halte (ihr) Herr für die Dauer eines Jahres von anderen (jungen Leuten) fern. Danach überlasse er sie demjenigen, der im Wettstreit um sie (besonders) viel gibt, indem die Besucher wegen der Ungunst, daß das Mädchen ferngehalten wurde, (besonders) lüstern geworden sind. Dieses (Fernhalten) bewirkt eine Steigerung der Beliebtheit.

13. Eine Gaṇikā möge ihre Tochter, die das Jugendalter erreicht hat, bewachen, nachdem sie (ihr) mitgeteilt hat, daß der Beste der von der (Mutter) eingeladenen, dem Wissen, Charakter und Aussehen (ihrer Tochter würdigen Bewerber), der ihr das und das geben würde, der (Tochter) Hand bekommen solle.

14. Die (Tochter) mag sich (ruhig) auch ohne Wissen der Mutter mit den reichen Söhnen der Nāgarakas ausgiebig amüsieren.

15. Treffs mit diesen (können) beim Erlernen der Künste, in einer Musikhalle, im Haus einer Bettelnonne und sonstwo (stattfinden).

16. Wenn diese (Nāgarakasöhne) absprachegemäß zahlen, lasse die Mutter (sie) die Hand (der Tochter) ergreifen.

17. Wenn sie aber so viel Geld nicht bekommt, (ergänze sie die Summe) mit einem Teil ihres eigenen (Geldes und) teile der Tochter mit: „Dies ist von ihm gegeben worden!"

18. Als Verheiratete gebe (dann die Tochter) die Jungfräulichkeit auf.

19. Hat sie sich aber heimlich mit diesen vereinigt, so melde sie (die Defloration), indem sie sich unwissend stellt, darauf den (ihr) bekannten Gerichtsbeamten.

20. Hat (die Tochter) aber mit Hilfe einer Freundin oder Sklavin die Jungfernschaft abgelegt,[314] das Kāmasūtra voll erfaßt und in den (stets) zu wiederholenden Künsten eine feste Grundlage erlangt, so entlassen die Gaṇikās die Tochter, wenn (deren passendes) Alter herangekommen ist, im Einvernehmen. Dies sind die Gepflogenheiten der östlichen Völker.

21. Und die (Zeit-) Ehe (dauere) ein Jahr ohne Fehltritt. Danach verhalte sie sich, wie sie es wünscht.

22. Wird sie auch nach (diesem) Jahr von (ihrem) Ehemann eingeladen, so gehe sie selbst unter Verzicht auf Gewinn[315] für diese Nacht zu ihm. Dies ist die Regel für die Verehelichung einer Prostituierten und die Steigerung der Beliebtheit.
23. Damit sind (gleichfalls) die vom Theater lebenden Mädchen besprochen.
24. Doch mögen (die Mütter) die (Tochter) demjenigen geben, der ihnen mit ausgezeichneten Musikinstrumenten gefällig ist. Dies (sind die Regeln, wie) man sich gewinnend macht.

25. Wenn man mit einem mit Honig vermischten Pulver aus Dhattūra[316], Marica[317] und Pippalī[318] den Penis einreibt, (verleiht man) dem Geschlechtsverkehr bezwingende Kraft.
26. Wenn man ein vom Wind aufgewirbeltes Blatt aus einem Totenkranz[319] und den Knochen einer bestimmten Vogelart[320] pulverisiert und (sich bzw. die Frau damit) bestreut, (erlangt man ebenfalls) bezwingende Kraft.
27. Das Pulver einer von selbst gestorbenen Kreiszieherin[321], mit Honig zusammengetan und mit Myrobalanenfrüchten gewässert, (bewirkt ebenfalls) bezwingende Kraft.
28. Stengelknoten der Vajrasnuhī[322], in Stücke geschnitten, mit rotem Arsenikpulver und Schwefelblüte versetzt, siebenmal getrocknet und pulverisiert – (wird das) mit Honig (gemischt und damit) der Penis eingerieben, (verleiht man) dem Geschlechtsverkehr bezwingende Kraft.
29. Wenn man mit dieser (Mischung) nachts Rauch hervorruft, erscheint der von diesem Rauch verhüllte Mond golden.
30. Wenn man mit diesen pulverisierten (Substanzen), die mit dem Kot eines (rotgesichtigen) Affen vermischt wurden, ein Mädchen bestreut, wird es keinem anderen gegeben.
31. Wurzelknollen der Vacā[323], mit Mangosaft getränkt, soll man in einem Ast des Śiṃśapa-Baums[324], den man ausgehöhlt hat, sechs Monate lang aufbewahren; nach sechs Monaten herausgenommen, (ergeben sie) eine

(selbst) von den Göttern geschätzte Salbe, die als bezwingende Kraft (verleihend) bezeichnet wird.

32. Ebenso werden dünne Späne aus dem Mark des Khadira-Baumes[325] so duftend wie die Blüten eines ausgehöhlten Baumes, in dem man sie sechs Monate lang aufbewahrt. (Das gibt) eine von den Gandharven[326] geschätzte Salbe, die als bezwingende Kraft (verleihend) bezeichnet wird.

33. (Blüten von) Priyaṅgu[327], mit Tagara[305] vermischt und mit Mangosaft bestrichen, (geben), wenn sie sechs Monate in einem ausgehöhlten Nāga-Baum[328] aufbewahrt wurden, eine von den Schlangendämonen geschätzte Salbe, die als bezwingende Kraft (verleihend) bezeichnet wird.

34. Ein (zerkleinerter) Kamelknochen, mit dem Saft von Bhṛṅgarāja[329] getränkt, (ergibt) verbrannt eine Augensalbe; wird diese in einen hohlen Kamelknochen getan und mit einem Stäbchen aus Kamelknochen mit Antimonsalbe versetzt, (wird sie) klar, ist augenfreundlich und wird als bezwingende Kraft (verleihend) bezeichnet.

35. Damit sind (zugleich) die aus den Knochen von Falken, Geiern und Pfauen bereiteten Augensalben besprochen.

36. Wenn man eine Knoblauchzehe, eine Pfefferart[330] und Süßholz in gezuckerter Milch trinkt, wird man potent.

37. Das Trinken von mit Widder- und Ziegenbockhoden zubereiteter gezuckerter Milch (hat ebenfalls günstigen) Einfluß auf die Potenz,

38. ebenso das Trinken von Vidārī[331], Kṣīrika[332] und Svayaṁguptā[333] mit Milch,

39. ebenso (das Trinken) der Samen von Priyāla[334], aus Moraṭā und Vidārī[331] mit Milch.

40. Wer zusammen mit Zuckerrohrwurzel[336] aus gemahlener Śṛṅgāṭaka[337], Kaseruka[338] und Madhūlikā[339], süßer Milch und Schmelzbutter auf kleinem Feuer eine Art Kuchen backt und angemessen (davon) ißt, besucht unzählige Frauen; so drücken sich die Lehrer aus.

41. Wer eine Bohne nebst Lotuspflanze mit Milch wäscht,

mit Schmelzbutter weich macht, herausnimmt und die mit der Milch von einer Kuh, die ein erwachsenes Kalb hat, zubereitete Milchspeise mit Honig und Butterschmalz verzehrt, besucht unzählige Frauen; so drükken sich die Lehrer aus.

42. Wer aus Vidārī[331], Svayaṁguptā[333], Zucker, Honig, zerlassener Butter mit Weizenmehl ein Gebäck herstellt und angemessen (davon) ißt, besucht unzählige Frauen; so drücken sich die Lehrer aus.

43. Wird aus der in einem Sperlingsei (enthaltenen) Flüssigkeit mit Reiskörnern eine Milchspeise gekocht, mit Honig und zerlassener Butter übergossen, und angemessen (davon gegessen, so ist es) dasselbe wie oben.

44. Wer mit der in einem Sperlingsei (enthaltenen) Flüssigkeit enthülste Sesamkörner tränkt (und damit zusammen) Früchte von Śṛṅgāṭaka[337], Kaseruka[338] und Svayaṁguptā[333] mit Weizen- und Bohnenmehl, Zucker, Milch und zerlassener Butter zu einem Kuchen backt und (davon) angemessen ißt, (erzielt) dasselbe wie oben.

45. Von zerlassener Butter, Honig, Zucker und Süßholz je zwei Pala[340], von Madhurasā ein Karṣa (sowie) ein Prastha Milch: (dieser) sechsteilige Nektar ist kräftig, ein auf Potenz und Lebensdauer (günstig) wirkender Saft; so drücken sich die Lehrer aus.

46. Eine Speise aus einer Abkochung von Śatāvarī[341], Śvadaṁṣṭrā[342] und Melasse (sowie) aus einer Paste von Pippalī[318] und Honig, (mit) Kuhmilch und Ziegenschmalzbutter – davon zu Beginn eines bestimmten Frühlingsmonats tägliches Genießen, (das ist) kräftig, ein auf Potenz und Lebensdauer (günstig) wirkender Saft; so drücken sich die Lehrer aus.

47. Eine Speise aus den gemusten Früchten von Śatāvarī, Śvadaṁṣṭrā und Śrīparṇī[343] mit der vierfachen Menge Wasser bis zur richtigen (verdickten) Beschaffenheit gekocht – davon zu Beginn eines bestimmten Frühlingsmonats morgens Genießen, (das ist) kräftig, ein auf Potenz und Lebensdauer (günstig) wirkender Saft; so drücken sich die Lehrer aus.

48. Wenn man Gerstenmehl, das zu gleichen Teilen dem Pulver von Śvadaṁṣṭrā[342] beigegeben wurde, morgens

nach dem Aufstehen in (der Menge von) zwei Pala täglich genießt, so ist das kräftig, auf die Potenz (günstig) wirkend; so drücken sich die Lehrer aus.

49. Aus dem Āyurveda[344], aus dem (Atharva-) Ved[313]
wie auch aus den Geheimwissenschaften
und von geeigneten (Leuten) sind zu erfahren
die Mittel, welche Liebe bewirken.

50. Nicht verwende man zweifelhafte (Mittel
oder solche), die den Körper zu sehr beanspruchen;[345]
keine (Mittel, die) mit dem Tod eines Lebewesens verknüpft sind,[346]
und keine, die aus unreinen Substanzen bestehen.

51. Als Frommer wende man (nur) die Vorschriften an,
die von den Kundigen befolgt werden,
wie von Brahmanen und von Freunden,
(und) die von den Heilbringenden nicht getadelt werden.

Zweites Kapitel: *Wiederherbeiführung verlorener Liebesfähigkeit; Wege zur Penisvergrößerung; diverse Rezepte*

1. Wenn man eine (Frau) von feurigem Temperament zu befriedigen nicht imstande ist, verwende man Hilfsmittel.
2. Zu Beginn des Geschlechtsverkehrs (erfolge) ein Reiben der Schamlippen mit der Hand, und (erst) zu der Zeit, wenn sie feucht geworden sind, nehme man den Beischlaf vor. Das ist die Wiederherbeiführung der Leidenschaft.
3. Der Mundverkehr (bewirkt) die Wiederherbeiführung der Leidenschaft bei einem im Temperament langsamen, nicht mehr jugendlichen, korpulenten und in der Liebe erschlafften (Mann. Dies ist auch eine) Wiederherbeiführung der Leidenschaft.
4. Oder man wende künstliche Geschlechtsteile an.

5. Diese sind aus Gold, Silber, Kupfer, Eisen, Elfenbein, Büffelhorn,
6. aus Zinn und Blei, kühlend und die männlichen Aktivitäten stärkend.
Dies sind die Hilfsmittel bei den Anhängern des Bābhravya.
7. (Sie seien) aus Holz und (dem natürlichen Glied) ähnlich, so (lehrt) Vātsyāyana.
8. (Das Kunstglied) habe die Ausmaße eines (erigierten) Gliedes und sei außen rauh durch vielfach (angebrachte kleine) Höcker.
9. Wenn da zwei (Stücke vorhanden sind, spricht man von einem) „Umhang";
10. sind es ab drei aufwärts bis zur Gesamtlänge (des Penis, heißt es) Cūḍaka.
11. Eine kleine Perlenschnur, dem Umfang entsprechend, wickle man herum; das heißt Ekacūḍaka.[347]
12. Ein nach beiden Seiten hin offener, mit festen, rauhen, hodenartigen Kugeln versehener, im Ausmaß entsprechender, an der Hüfte befestigter (Dildo heißt) „Panzer" oder „Netz".
13. Ist ein solches (Hilfsmittel) nicht vorhanden, (nehme man) einen röhren(artigen) Stengel der Flaschengurke[348] bzw. ein Bambusrohr, mit Öl und Paste gut behandelt, und binde es mit einem Faden an der Hüfte fest. Oder (man verwende) einen weichen Holzkranz, der geknüpft und mit vielen Myrobalanenkernen versehen ist.
Das sind die „nicht durchbohrten" Hilfsmittel.

14. Aber für einen, (dessen Penis) nicht durchbohrt ist, gibt es kein (richtiges sexuelles) Verhalten, (meinen einige).
15. (So erfolgt) bei den Knaben der im Dekhan (wohnenden Völker) ein Durchbohren des Penis wie (ein solches) an den Ohren.[349]
16. Nachdem der Jüngling mit einem Messer (in den Penis) geschnitten hat, stehe er so lange, wie ein Strömen des Blutes (stattfindet), im Wasser.[350]
17. Und für die Offenhaltung (der perforierten Stelle) habe er in dieser (folgenden) Nacht ständig Geschlechtsverkehr.

18. Danach (erfolge) mit Absuden einen Tag später die Reinigung (des Penis).
19. (Dann erfolge) das Umbinden des allmählich wachsenden (Penis) mit den Blattrippen vom Rotang und vom Kuṭaja[351] zu (weiterem) Wachstum.
20. Die Reinigung (erfolge) mit Süßholz, das mit Honig vermengt ist.
21. Danach soll man (das durch den Penis gebohrte Loch) mit einem bleiernen Knoten vergrößern.
22. Man reibe (den Penis) mit dem Öl des Bhallātaka[352] ein.
23. In diesem (Perforationsloch) bringe man die mannigfachen, verschieden geformten künstlichen Hilfsmittel[349] an:
24. das Runde, das an einer Seite Runde, den kleinen Mörser, das Blümchen, das Dornige, den Reiherknochen, den Elefantenrüssel, die Achterkugel, das Bienchen, das Śṛṅgāṭaka[337] und andere, gemäß der Theorie und Praxis, (die aber alle) eine große Beanspruchung aushalten und je nach der Besonderheit (der Liebenden) geschmeidig (oder) rauh (sein müssen).
Das ist die Wiederherbeiführung verlorener Liebesfähigkeit.

25. Den mit den Stachel(haare)n von auf Bäumen geborenen Insekten geriebenen Penis salbe man über einen Zeitraum von zehn Nächten mit Öl, reibe (ihn) wieder und salbe (ihn) immer wieder. Hat sich auf diese Weise eine Geschwulst herausgebildet, (lege man sich) auf eine Bettstelle mit dem Gesicht nach unten und lasse ihn durch ein darin (befindliches) Loch (hinab)hängen.
26. Nachdem man dabei durch kühlende Salben den Schmerz niedergezwungen hat, vollende man mittels dieser Behandlung (die Vergrößerung des Penis).
27. Das ist auf Lebenszeit die unter dem Namen „stachelhaarerzeugt“ (bekannte Penis-) Schwellung der Lebemänner.

28. Eine Einreibung mit jedem einzelnen Saft von Aśvagandha[353], der Śabara-Wurzel[354], Blutegeln, Früchten von Bṛhatī[355], frischer Büffelkuhbutter, Elefantenohr[356],

und Vajravallī[357] (bewirkt) eine Vergrößerung (des Penis) für eine Dauer eines Monats.

29. Wenn man diese Substanzen in Öl kocht und (damit) eine Einreibung (vornimmt, dauert die Vergrößerung des Penis) sechs Monate.

30. (Man kann mit demselben Resultat) eine Einreibung oder Beträufelung (mit folgender Substanz vornehmen): Samen vom Granatapfelbaum[358] und der Koloquinthengurke, Vālukā[359] und Saft von Früchten der Bṛhatī[355], auf kleinem Feuer mit Öl gekocht.

31. Diese und andere Mittel erfahre man von geeigneten (Leuten). Dies sind die Mittel zur Vergrößerung (des Penis).

32. Die (Frau), die man mit Pulver aus Dornen von Snuhī[360], mit Punarnava[361], Affenmist, und der Wurzel der Lāṅgalikā[362] vermischt, bestreut, liebt keinen anderen.

33. Die Leidenschaft (eines Mannes), der (eine Frau) besucht, deren Schamlippen mit Pulver von Somalatā[363], Avalgujā[364], Bhṛṅgarāja[329], Eisen und Ameisen sowie mit dem harzartigen eingedickten Saft der Früchte des Vyādhighātaka[365] und der Jambū[366] bestrichen sind, schwindet.

34. Die Leidenschaft (eines Mannes), der (eine Frau) besucht, die in Büffelkuhbuttermilch, vermischt mit den Pulvern von Mistkäfern, Bahupādikā[367] und Ameisen, gebadet hat, schwindet.

35. Eine aus den Blüten von Nīpa[368], Āmrātaka[369] und Jambū[366] gefertigte Salbe wie auch Kränze bewirken Mißgeschick.

36. Eine Salbe aus (den weißen Früchten) des Kokilākṣa[370] bewirkt die Verengung der (weiten) Scheide einer „Elefantenfrau“[95] für eine Nacht.

37. Eine Salbe aus Pulvern des weißen und blauen Lotus, des Kadamba-Baumes[371], des Sarjaka[372] und Sugandha[373], die mit Honig verrieben wurden, bewirken die Erweiterung (der Scheide) einer „Gazellenfrau“.

38. Mit den Milchsäften der Snuhī[360], des Soma[374] und des Arka[375] sowie den Früchten der Avalgujā[364] zubereitete Myrobalanenfrüchte bewirken das Weißwerden des Haupthaars.

39. Eine Waschung mit den Wurzel(extrakte)n von Madayantikā[376], Kuṭaja[351], Anjanikā[377], Girikarṇikā[378] und Ślakṣṇaparṇī[379] bringt die Haare (in den ursprünglichen Zustand) zurück.
40. Wenn man (die Haare) mit einem aus diesen (Substanzen) gut gekochten Öl einreibt, erfolgt das erneute Schwarzwerden der (Haare) allmählich.
41. Eine Lippe, die mit dem Lack gefärbt wird, der siebenmal mit dem Hodenschweiß eines Schimmelhengstes vermischt wurde, wird weiß.
42. Madayantikā[376] usw. stellen den früheren Zustand wieder her.

43. Die (Frau), die den Ton aus einer Rohrflöte hört, die mit (einer flüssigen Lösung aus) Bahupādikā[367], Kustha[306], Tagara[305], Tālīsa[307], Devadāru[380] und Vajrakandaka[381] bestrichen wurde, gerät in die Gewalt (des Bläsers).
44. Eine mit Dhattūra-Früchten[316] vermischte Mahlzeit bewirkt Wahnsinn.[382]
45. Verdaute Melasse ist ein Gegenmittel.
46. Wer mit der Hand, die mit dem Kot eines Pfaues bestrichen ist, der gelbes und rotes Arsenik gefressen hat, einen Gegenstand berührt, – dieser (Gegenstand) wird unsichtbar.

47. Mit der Asche von Kohlen und Gras (sowie mit) Öl vermischtes Wasser wird milchfarben.
48. Eiserne Gefäße, die mit (Früchten von) Śravaṇa[383] und Priyaṅgu[327], mit (Blättern von) Harītaka[384] und Āmrātaka[369] verrieben, bestrichen werden, bekommen Kupfer(farbe).
49. Wenn man mit Öl von Śravaṇa[383] und Priyaṅgu[327] eine Lampe anzündet, die einen Docht aus Seide und einer abgestreiften Schlangenhaut hat, erscheinen an der Seite (gehaltene), länglich gemachte Holzstäbe wie Schlangen.
50. Das Trinken der Milch einer weißen Kuh, die ein weißes Kalb hat, (verleiht) Ruhm und Lebenskraft.
51. (Auch) vom Segensspruch gepriesener Brahmanen (kommen Ruhm und Lebenskraft).

52. Frühere Lehrbücher zusammenfassend
und nach (ihren) Vorschriften sich richtend,
ist dieses Kāmasūtra in mühevoller (Arbeit)
kurzgefaßt mitgeteilt worden.

53. Dharma, Artha wie auch Kāma
und Vertrauen wie die Welt
erschaut der, der das Wesen des (Kāmasūtra) kennt.
Und nicht handelt er (nur) aus Leidenschaft.

54. Die von den Abschnitten (des Buches) dargelegten
mannigfachen (Mittel), die die Leidenschaft steigern,
eben diese werden hier unmittelbar darauf
ausdrücklich untersagt.[385]

55. „Die Theorie ist nichts!" Nach diesem (Wort)
wird ja die Praxis betrachtet.
Die Theorie verstehe man als (alle) Gebiete durchdringend,
die Praxis aber nur einzelne Teile.[386]

56. Den Sinn der auf Bābhravya zurückgehenden Sūtras
erlernt und erforscht habend,
hat Vātsyāyana dieses Kāmasūtra
der Regel entsprechend geschaffen.

57. In keuschem Wandel
und äußerster Versenkung
ist dieses (Werk) zum Nutzen des weltlichen Lebens vollbracht worden.
Nicht hat (diese) Zusammenstellung (bloße) Leidenschaft zum Ziel.

58. Indem er ihre Bestimmung befolgt, die Dharma, Artha und Kāma
in der Welt einnehmen,
der Kenner des Wesens dieses Lehrbuches
wird er einer, der gezügelte Sinne hat.

59. Wer also darin tüchtig ist, der Wissende,
indem er auf Dharma und Artha schaut,
hat, wenn sein Selbst frei ist von übergroßer Leidenschaft,
als Liebender handelnd, vollendeten Erfolg.

Anmerkungen

1 Dharma ist die Gesamtheit tugendhafter, besonders religiöser Werke.
2 Artha ist der materielle Besitz, der irdische Wohlstand.
3 Kāma ist die Liebe und der damit verbundene Sinnengenuß.
4 Hier, wie so oft, ist es nicht möglich, die auf Knappheit berechnete, nominale Ausdrucksform des Sanskrit adäquat wiederzugeben.
5 Prajāpati war die bedeutendste abstrakte Gottheit in mittelvedischer Zeit (um 800 bis 550 v. u. Z.) und galt auch später noch lange Zeit als Schöpfergott par excellence.
6 Oder: Lebensziele, nämlich Dharma, Artha und Kāma; s. Anm. 1–3.
7 Ein mythischer Sohn des Gottes Brahman.
8 Bṛhaspati galt im alten Indien der klassischen Zeit als Begründer des (meist vulgär konzipierten) Materialismus.
9 Damit ist hier der Hochgott Śiva gemeint.
10 Śvetaketu wird als berühmter philosophischer Lehrer und Disputant in den ältesten Upaniṣaden (um 600 v. u. Z.) vielfach erwähnt.
11 Die Pañcāla waren in mittelvedischer Zeit ein einflußreiches indisches Volk, das südöstlich vom heutigen Delhi siedelte.
12 Zu diesem und dem Folgenden vgl. die in der Einleitung gemachten Bemerkungen.
13 Darunter sind hauptsächlich Stimulantien der Libido und der Potenz wie auch Mittel zur Verführung zu verstehen.
14 Pāṭaliputra, etwa an der Stelle des heutigen Patna in Bihar, war die Hauptstadt von Magadha, eines der ältesten indischen Großreiche.
15 Die vorliegende Übersetzung folgt der Gliederung nach Hauptteilen (Adhikaraṇa) und Kapiteln (Adhyāya).
16 Vgl. Anm. 6.
17 „Das Treiben des Städters" wäre eine ebenfalls zulässige Übersetzung.
18 Etwas frei übersetzt.
19 Gemeint ist die Stellung, bei der die Frau auf dem Mann liegt.
20 Oder auch: Bemühungen eines einzelnen Mannes.
21 Darunter sind die aus Gewinn und Verlust evtl. entstehenden Folgevorteile bzw. -schäden zu verstehen.
22 Wir zählen deren allerdings 67. Doch ist die Prakaraṇa-Einstellung ohnehin schwankend.
23 An sich ist der Śloka ein episch-klassisches Versmaß von 4×8 Silben. Das Wort steht hier für Sūtra, das nicht nur das

Lehrbuch, sondern auch dessen kürzeste Abschnitte bezeichnet. Die Sūtras des Kāmasūtra sind, wie dies üblich ist, in Prosa gehalten. Doch gibt es Ausnahmen, zumeist an den Schlüssen der Kapitel, die tatsächlich in Ślokas abgefaßt sind.

24 Vgl. Anm. 1–3 und 6.

25 Nach dem Kommentar bis zum Alter von 16 Jahren.

26 Zu den Werken der Offenbarung (Śruti) gehören die vedischen Saṁhitās, Brāhmaṇas und Upaniṣaden (vgl. „Älteste indische Dichtung und Prosa“, RUB Bd. 729).

27 Dies ist eine verfeinerte Ausführung von Grundgedanken, die bereits im Atharvaveda XIV, 2, 32. 38 anklingen. Der Kommentar bezieht das erfolgreiche Empfinden ausschließlich auf das Geschlechtsgefühl.

28 Damit sind speziell wohlhabende, müßige Stadtbewohner gemeint.

29 Gemeint ist die Aufzählung in der Reihenfolge Dharma, Artha, Kāma. Das Streben nach Kāma darf das Streben nach Artha und Dharma nicht beeinträchtigen.

30 Vātsyāyana will zum Ausdruck bringen, daß diese Regel sehr wohl ihre Ausnahmen hat.

31 Dieses und das folgende Sūtra bringen einen Einwand gegen die Kāma-Lehre.

32 Nämlich um die Mittel, die zum Erfolg in Artha-Dingen führen, kennenzulernen.

33 Gemeint ist das Kauṭilīya Arthaśāstra.

34 Nach dem Kommentar sind das solche Lehrer, die sich mit Dharma, Artha und Erlösung befassen.

35 Der in den Sūtras 16 und 17 erhobene Einwand wird von Vātsyāyana in den Sūtras 18–20 widerlegt.

36 Wieder ein Scheinargument, diesmal gegen den Dharma, d. h. weil sich die Übergabe dieses Wissens als Nachteil für den Eingeweihten auswirken kann.

37 An materialistischen Argumenten hat es im damaligen Indien nicht gefehlt. Vātsyāyana erweist sich hier als Vertreter des orthodoxen Brahmanismus.

38 Die vier sozialen Hauptgruppen (Varṇa) waren: die Brahmanen (Priester), Kṣatriyas (Krieger, Träger der politischen Macht), Vaiśyas (arische Bauern, Handwerker, Kaufleute), Śūdras (meist aus der vorarischen Bevölkerung durch kollektive Unterjochung hervorgegangene Heloten). Die Varṇas entstammen der vedischen Ära (vgl. Ṛgveda-Saṁhitā X, 90, 12), hatten also die Autorität der Tradition für sich. Zu Lebzeiten des Vātsyāyana waren sie jedoch weitgehend verblaßt.

39 Die vier Lebensstufen (Āśrama) waren: der Brahmacārin (Schüler, besonders der Vedastudent), der Gṛhastha (Hausva-

ter, Haushaltsvorstand), der Vānaprastha (Waldeinsiedler) und der Saṁnyāsin (weltflüchtiger Asket).

40 Wieder folgen Scheinargumente, diesmal gegen den Artha. Sie sind dem Arsenal der Fatalisten entnommen (Sūtras 26–29).

41 In der hinduistischen Mythologie ist Bali ein Dämon, der sich an die Stelle des Gottes Indra setzen wollte, von Viṣṇu aber in die Unterwelt verbannt wurde.

42 Nach dem Kommentar sind hierunter im Wissen oder in der Askese fortgeschrittene Menschen zu verstehen, die mit einem Anhänger des Kāma nichts zu tun haben wollen.

43 Der letztere Begriff wäre am genauesten mit „Unakzeptabilität" zu übersetzen.

44 Auf diese Begebenheit spielt bereits das Kauṭilīya Arthaśāstra I, 6, 3 an. Nach der Legende hatte König Bhoja die Tochter des Brahmanen Bhārgava entführt und wurde daher von diesem verflucht: König und Reich gingen in einem „Staubregen", wohl Staubsturm, unter.

45 Mit Götterkönig ist Indra gemeint. Die sich um seine Beziehungen zu Ahalyā rankende Mythe erscheint zuerst im mittelvedischen Śatapatha-Brāhmaṇa.

46 Kīcaka war ein Heerführer, der im Epos Mahābhārata erwähnt wird.

47 Der Raub der Sītā durch den Dämonenfürsten Rāvaṇa ist ein zentrales Thema des Epos Rāmāyaṇa.

48 Vgl. I, 2, 1: die Glieder des Trivarga (des dreifachen Strebens, nämlich nach Dharma, Artha und Kāma) dürfen nicht im Mißverhältnis zueinander stehen.

49 Der Kommentator bringt Beispiele: Durch zu reichliche Opfer werden Artha und Kāma, durch übermäßigen Kāma werden Dharma und Artha geschädigt usw.

50 Der Kommentator verlegt das Studium in die Zeit, da das Mädchen sich noch im Vaterhaus aufhält. Man vergleiche einmal die sexuelle „Aufgeklärtheit" der Bürgertöchter des 19. Jh. mit diesem Postulat des Vātsyāyana!

51 Wörtlich: Dargereichte, Hingegebene.

52 Etwas frei übersetzt. Der Sinn ist der: auch ein in der Ferne erschienenes Buch kann durch Zitate usw. eine große Zahl von Anhängern gewinnen und unterrichten.

53 Das heißt, diese Frauen sollen das Kāmasūtra unbedingt studieren.

54 Ein Beweis für das moralische Absinken der Buddha-Nonnen bereits in jener Zeit.

55 Vgl. I, 1, 12. Gemeint sind Salben für ansprechenden Teint, Manneskraft usw.

56 Vielleicht sind auch Filetstickereien gemeint.

57 Der Betreffende gibt sich für einen anderen aus, als der er ist.
58 Hier werden in Kurzfassung die Haupterwerbsquellen für die vier sozialen Hauptgruppen genannt: Geschenke für den Brahmanen, Eroberungen und Beute für den Kṣatriya, Handel für den Vaiśya, Lohn für den Śūdra. Sie alle können ein Nāgaraka sein; nur am Geld darf es ihnen nicht fehlen.
59 Gemäß den rituellen Vorschriften dient das zur Kohabitation benutzte Bett nicht auch dem Schlaf.
60 Diese gelten als der Liebe zugeordnet, wie bei uns die roten Rosen.
61 Gemeint ist nach dem Kommentar: täglich.
62 Damit sind die in I, 3, 15 erwähnten Rätsel, Rezitationsspiele u. dgl. gemeint.
63 Pīṭhamarda, Vidūṣaka und Viṭa sind wichtige Charaktere im altindischen Drama (vgl. I, 4, 31–33). Es ist also hier von Theateraufführungen die Rede.
64 Der Kommentator deutet den Begriff ghaṭānibandhana als Prozession.
65 Also zwei- oder einmal im Monat, jeweils an dem der Sarasvatī geweihten Tage.
66 Sarasvatī ist die Göttin der Beredsamkeit und Schirmherrin der Künste und Wissenschaften.
67 Die Grundposition des Kāmasūtra, wonach sich gleich zu gleich gesellen soll, betrifft also nicht nur das Verhältnis von Mann und Frau.
68 Ein klassisches Beispiel für eine Frau von Bildung und Kultur ist die edle Hetäre Vasantasenā aus dem Schauspiel Mṛcchakaṭikā.
69 Ein stark gewürzter Branntwein.
70 Nach dem Kommentar sollen sie sich mit Blumengewinden Kopf, Ohren und Hals schmücken.
71 Nächtliche Würfelspiele im Schein von Lampions.
72 Schaukelspiele in einer bestimmten Vollmondnacht.
73 Tanz und Gesang zu Ehren des Liebesgottes.
74 Das Spiel wird mit Hilfe eines Bambusrohres ausgeführt.
75 Das Spiel besteht im Schmücken mit den Blüten eines einzeln stehenden Wollbaums (Salmalia malabarica).
76 Nauclea Cadamba (auch als Anthocephalus Indicus gedeutet).
77 Die Kämpfe bestanden im wechselseitigen Schlagen mit Blütenzweigen der Nauclea Cadamba.
78 Die Gaṇikās verhalten sich also ähnlich wie die Nāgaraka, freilich immer in Abhängigkeit von ihrer pekuniären Situation.
79 Pīṭhamarda ist der im indischen Drama dem Helden untergeordnete Begleiter.
80 Im Drama ist der Viṭa ein gebildeter, doch abhängiger Höfling.

81 Den hier geschilderten Typus repräsentiert der Vidūṣaka auch auf der Bühne.
82 Sie organisieren und regeln die Beziehungen von Hetären und Stutzern und beseitigen zwischen diesen entstandene Mißhelligkeiten.
83 Nach dem Kommentar gilt die Bezeichnung „kunstgerecht" für alle im folgenden genannten Typen und müßte somit ironisch für „mit allen Wassern gewaschen" verstanden werden.
84 Vgl. Anm. 39. Es soll zum Ausdruck gebracht werden, daß nur die Liebe zwischen Angehörigen desselben Varṇa zu billigen sei. Ein berühmtes Vorbild hat die Stelle in der Bhagavadgītā I, 41–43 (RUB Bd. 814).
85 Jetzt wird erläutert, warum man sich überhaupt eine Pākṣikī zur Freundin nimmt.
86 Nüchtern und kühl verwirklicht Vātsyāyana den Grundsatz, daß ein Lehrbuch alle Eventualfälle zu berücksichtigen hat.
87 Nämlich durch das Umgarnen der Frau.
88 Diese Übersetzung ergibt sich, wenn man dem Kommentar folgt. Doch auch die Lesart „Diesen Feind werde ich mit Hilfe eines Tranks mit ihr zusammenbringen!" (so daß die gefährliche Freundschaft in die Brüche geht), ist möglich.
89 Der Modernismus für „verführen" entspricht genau dem sanskritischen prakurvīta.
90 Der Kommentator erklärt, daß man sich zu einem solchen Mädchen anders verhält als zu einem, das noch im Kindesalter steht.
91 Darunter sind die Eunuchen zu verstehen.
92 Über den Freund (mitra) äußert sich besonders die Fabelliteratur Altindiens.
93 Das heißt eine im Laufe von Generationen bewährte Freundschaft.
94 Vgl. die Anm. 79–81.
95 Zur Veranschaulichung diene folgende Tabelle:

Mann	*Frau*	*Übereinstimmung*
Rammler	Gazelle	ausgezeichnet
Stier	Stute	ausgezeichnet
Hengst	Elefantenkuh	ausgezeichnet
Rammler	Stute	gering
Rammler	Elefantenkuh	sehr gering
Stier	Gazelle	hoch
Stier	Elefantenkuh	gering
Hengst	Gazelle	sehr hoch
Hengst	Stute	hoch

96 Hierzu die folgende tabellarische Darstellung:

Mann	*Frau*
kühl	kühl
mittelmäßig	mittelmäßig
feurig	feurig
kühl	mittelmäßig
kühl	feurig
mittelmäßig	kühl
mittelmäßig	feurig
feurig	kühl
feurig	mittelmäßig

97 Nach dem Kommentar wird diese Ansicht des Auddālaki damit zu begründen versucht, daß der Frau der Samen fehlt.

98 Damit dürfte die Scheidenfeuchtigkeit gemeint sein. Freilich ist sanskr. rasa mehrdeutig und könnte auch Genuß oder Verlangen bedeuten. Doch das Verbum janayati spricht für obige Interpretation.

99 Sūtra 13 und der Beginn von Sūtra 14 sind natürlich als Einwände gegen Auddālaki aufzufassen.

100 Diese besteht nach dem Kommentar in der Frage, ob die Frau durch Stillung der Libido oder durch den Samenerguß befriedigt wird.

101 Vgl. Anm. 100.

102 Wörtlich: aus dem Schwund an Stoff. Gemeint ist hier ein irgendwie gearteter „Samen" der Frau.

103 Dieser Vers stammt von Bābhravya.

104 Beide Geschlechter gehören der Menschenart an und weisen darum keine grundlegende Verschiedenheit auf. Vātsyāyana hält dafür, daß die Frau ebenso wie der Mann Wollust empfindet und den Geschlechtsverkehr genießt.

105 Feronia elephantum bzw. Feronia limonia.

106 Es wird gestoßen, gerungen usw., und zwar sind beide Partner in der gleichen Weise beteiligt.

107 Der Kommentator errechnet 729 Kombinationen.

108 Vgl. Anm. 102.

109 Der Kommentator erklärt, daß der „Stoff" des Mannes einfach, der der Frau dagegen achtfach ist.

110 Aus dem Kontext (Sūtra 41) ergibt sich, daß damit die Einbildungskraft gemeint ist.

111 Vgl. I, 3, 15.

112 Vātsyāyana benützt geschickt den Rückgriff auf den Ṛgveda (vgl. RUB Bd. 729), um die Autorität dieser Hymnensammlung seinem Anliegen dienstbar zu machen.

113 Das zielt auf den in der Einleitung erwähnten Bābhravya Pañ-

cāla, der aber gleichfalls in keiner Beziehung zur Schöpfung des Ṛgveda stand.

114 Es ist dies also noch keine eigentliche Umarmung, wohl aber eine kokette Berührung.

115 Sal-Baum, Shorea robusta.

116 Hierzu mehr im Kapitel II, 7.

117 Der Kommentator erläutert, worum es geht: Liegt der Mann auf der rechten, die Frau auf der linken Seite, so schiebt der Mann seinen linken Schenkel zwischen die Beine der Frau und den linken Arm unter ihre rechte Schulter. Legt sich dann die Frau auf die rechte Seite, wird alles entsprechend vertauscht.

118 Das heißt, es gibt keine festgesetzte Reihenfolge.

119 Variatio delectat – Abwechslung ergötzt! Vgl. auch II, 4, 25.

120 Hier ist die Brust des Mannes gemeint, im Unterschied zum Busen der Frau.

121 Name eines alten Reiches, etwa im Südteil des heutigen Gujerat (westliches Indien) gelegen.

122 Wörtlich: mit halbem Weinen.

123 Kommentar: laut ihren Sieg verkünden.

124 Es ist āhvayen statt āhlayen (dt. sie möge rufen) zu lesen.

125 Auch hier gewinnt, wer als erster eine Bißspur oder dgl. setzt oder zum Schlagen kommt.

126 Vgl. die Tabelle in Anm. 96.

127 añcita ist eigentlich „gebogen“; vermutlich wurde der Kuß mit gebogenen Lippen aufgehaucht.

128 Der Kommentar macht hierzu nähere Angaben. Der Normalkuß ist für die Vereinigungsstelle der Schenkel, für die Achselhöhlen und die Brust, der gepreßte Kuß für Busen, Wangen und Schamberg, der leichte Kuß für Stirn, Kinn und Achsel, der sanfte Kuß für Stirn und Augen.

129 Der Kommentar erläutert, daß es sich um Küsse in Gegenwart der Freundin handelt.

130 Etwas frei nach dem Kommentar übersetzt.

131 Der Kommentator fügt das Gesäß ein.

132 Gauḍa ist das heutige West-Bengalen, das Vātsyāyana offenbar nur vom Hörensagen kannte. Das stützt die in der Einleitung vorgetragene Feststellung, nach der das Kāmasūtra im westlichen Indien entstanden ist.

133 Eine Provinz im westlichen Indien, die auch heute noch diesen Namen führt.

134 Dieser Terminus wird sehr unterschiedlich interpretiert.

135 Nämlich des Daumennagels an die übrigen Nägel.

136 Der Kommentator nennt Vogel-, Blatt- und andere Male als Beispiele.

137 Nach dem Kommentar ist das ein Biß mit einer einzelnen Zahnspitze.
138 Laut Kommentar ist dies ein durch Oberzähne und Unterlippe ausgeübter Druck.
139 Cinnamomum tamala, mit wohlriechenden Blättern.
140 Madhyadeśa, das „Mittelland", ist das zentrale Nordindien, etwa der heutige Unionsstaat Uttar Pradesh.
141 Dieses Volk wird schon im Atharvaveda genannt und siedelte im äußersten Nordwesten, vom Norden des heutigen Pakistan bis nach Afghanistan.
142 Name eines alten Reiches nordöstlich des heutigen Bombay mit der Hauptstadt Ujjayinī.
143 Name eines Gebietes im Flußbereich der Chenab im West-Panjab (heute Pakistan).
144 Name eines Gebietes im südlichen Gujerat nahe der Mündung der Narbada.
145 Die fünf anderen Flüsse sind Jhilam, Chenab, Ravi, Satlej und Bias; das Land ist der West-Panjab (heute Pakistan).
146 Wörtlich: Amazonenreich, Name eines mythischen Königreiches im Norden.
147 Ältestes indisches Großreich, lag nordöstlich vom mittleren Ganges.
148 Künstlicher Penis.
149 Das von den Telugu bewohnte Land zwischen den Flüssen Godāvarī und Kṛṣṇā im südöstlichen Indien.
150 Nagara („Stadt") steht hier für Pāṭaliputra, vgl. Anm. 14.
151 Allgemeine Bezeichnung für das südliche, z. T. auch das zentrale Indien.
152 Name eines alten Reiches östlich der Konkan-Küste bis zur Tuṅgabhadrā, umfaßte also große Teile der Waldgebirge in den West-Ghats.
153 Vgl. II, 1, 1.
154 Vgl. Anm. 95. Hier ist also die Vereinigung von Gazellen-Frau und Rammler-Mann gemeint.
155 Hier sind mechanische Hilfsmittel zur Vergrößerung des Penis gemeint, insbesondere bei der Vereinigung von Stier- bzw. Rammler-Mann mit der Elefanten-Frau.
156 Indra war der Hauptgott der vedischen Ära; sein Mythenkranz umfaßt auch Liebesabenteuer. Eine seiner Gattinnen war Śacī.
157 Der Kommentar erklärt dies so, daß der Mann bei der aufgeblühten Stellung vorsichtig und allmählich eindringen soll, um einen Riß des Frenulums zu vermeiden.
158 Das ist eine besonders charakteristische Stellung, die unter der Bezeichnung Carezza wiederentdeckt wurde und der Verhü-

tung einer unerwünschten Empfängnis dient. Ihr Wesen besteht darin, nur die Erektion aufrechtzuerhalten, den Samenerguß aber zu vermeiden. Besonders angesehen waren solche Frauen, die durch raffiniertes Spiel der Scheidenmuskulatur dem Mann nicht nur die Erektion sicherten, sondern ihm auch orgasmusähnliche Gefühle bereiteten. Diese Vaginaltätigkeit führt heute den Namen Pompoir.

159 Dies ist die berühmte „Mühle", bei der sich der Mann, ohne sich von der Frau zu lösen, mit dem Penis als Achse im Kreis dreht.

160 In Khajuraho und Konarak finden sich Skulpturen, die diese Stellung wiedergeben.

161 Für das „Wasserspiel" führt der Kommentator das Beispiel des Elefanten an.

162 Ein mythischer Begriff, etwa „Weiberdorf"; nach dem Kommentar Strīrājya benachbart.

163 Ein nasalierter hi-Laut, der bereits in der vedischen Opferritualistik eine große Rolle spielte.

164 Ein gutturales ham.

165 Dieser Laut soll wie splitternder Bambus klingen (vgl. Sūtra 17).

166 Dieser Laut soll dem Geräusch entsprechen, das ins Wasser fallende Beeren verursachen (vgl. Sūtra 18). Die Zunge berührt den Gaumen.

167 Das Gurren geschieht mit offenem, das phūt-Machen mit geschlossenem Mund.

168 Name eines Draviḍa-Reiches im südöstlichen Indien.

169 Name eines alten Reiches im südwestlichen Indien, das sich vom nördlichen Maisur bis fast in die Gegend des heutigen Bombay erstreckte.

170 Der Kommentator kennt ihren Namen: Citralekhā.

171 Der Galopp.

172 Hier liegt die Frau also von vornherein oben, so daß eine Wendung unterbleibt.

173 Das vyākṣipta des Textes ist mehrfach als „abgewandt, abgestoßen, verwirrt" gedeutet worden. Der Sinn ist vielmehr der, daß der Mann, nachdem er durch verliebte Worte die Frau geneigt gemacht hat, nun zu Taten übergeht.

174 Vgl. II, 6, 15 ff.

175 Name einer alten Stadt in Rohilkhand, das heutige Ramnagar westlich von Bareilly in Nordindien.

176 Name einer alten Stadt im Lande Kosala (Nordindien).

177 Name eines alten Reiches im Gebiet von Mathurā (Nordindien).

178 Manu-Smṛti V, 130; Viṣṇu-Smṛti XXIII, 49; Baudhāyana-Dhar-

masutra I, 5, 49. Der folgende Vers besagt: Auch wenn etwas von Natur aus unrein ist, wird es doch rein durch den Nutzen, den es bringt.

179 In bezug auf die Fellatio waren also die Meinungen im alten Indien ebenso geteilt wie heute, und der Autor enthält sich hier mit Recht einer Vorschrift, die Entscheidung dem Gutdünken der jeweiligen Paare anheimstellend.

180 Dies ist die nach dem äußeren Bild der gegeneinander verstellten Ziffern meist mit „Stellung 69" bezeichnete Position.

181 Nach dem Kommentar tanzen hierbei die Frauen unter der Leitung eines Mannes im Kreis.

182 Vgl. I, 1, 11.

183 Gemeint sind die 64 Künste.

184 Es könnte auch „eine Schwangere" gemeint sein. Überhaupt sind manche Deutungen in diesem Sūtra nicht ganz sicher.

185 Weil sie dem Bewerber zu nahestehen könnte.

186 Es sind dies die religiös fundierten und gebotenen Hochzeitsformen, im Unterschied etwa zur Entführung.

187 Das tasmin des Textes und das daśarātrika des Kommentars besagen deutlich, daß jene orthodoxen Interpreten im Unrecht sind, die die folgenden Verführungsszenen in die Zeit *nach* den zehn rituellen Keuschheitstagen verlegen.

188 Im Text ist nirbadhyamānā statt vir° zu lesen.

189 Vgl. II, 4, 4.

190 Ein in der geballten Faust befindlicher Gegenstand soll erraten werden.

191 Der hinter den anderen Fingern versteckte Mittelfinger ist zu fangen.

192 Nach dem Kommentar ist dies ein Spiel mit schwarzen Früchten.

193 Hierbei dreht man den Körper und breitet die Arme wie Flügel aus.

194 In einem Kornhaufen versteckte Münzen werden gesucht.

195 Mit verbundenen Augen muß man raten, wer einem mit dem Finger an die Stirn geklopft hat.

196 Vgl. I, 3, 15 oben.

197 Nach dem Kommentar bedeutet dies, daß in seinem Traum ein anderes, ihr ähnliches Mädchen vorgekommen sei.

198 Nach dem Kommentar durch Anbringen einer Fingernagelspur auf der Hand des Partners.

199 Gemeint ist: Wenn auch der Mann durch den Anblick ihres nackten Körpers im Moment gefesselt wird, ist doch nicht gewiß, ob er sich für eine Heirat entscheidet.

200 Wörtlich: ohne Vertrauen.

201 Name einer himmlischen Nymphe in der altindischen Mythologie, Titelheldin eines berühmten Dramas von Kālidāsa.

202 Zu dieser Hochzeit auf Gandharva-Art, die auf beiderseitigem Einverständnis beruht und vor allem sexuelle Ziele verfolgt, vgl. Mānava-Dharmaśāstra III, 32. Das Lob Vātsyāyanas in Sūtra 30 wird damit verständlich.

203 Die Rede ist von der Hochzeit nach dem sog. Dämonenritus. Bei diesem und dem ab Sūtra 27 folgenden Hochzeitsritus findet keine Zeremonie am heiligen Feuer statt.

204 Gemeint ist offenbar: die einzige Gattin, die keine Mitgattinnen hat.

205 Der Hausaltar; hierin besteht das religionsgeschichtlich Neue: der Hinduismus gegenüber dem vedischen Opferkult, dessen Höhepunkt bereits überschritten war, obwohl Vātsyāyana sich mit dem Gebot des dreimal täglichen Opferwerks als echter Brahmane zeigt.

206 Das war vor allem der Schwiegervater, dem die junge Frau absoluten Gehorsam schuldig war.

207 Trapa bispinosa.

208 Grandiflorum Bailey.

209 Barleria prionitis, gelber Amaranth.

210 Tabernaemontana coronaria.

211 Hibiscus rosa-sinensis.

212 Wahrscheinlich Andropogon muricatus.

213 Cocculus hirsutus.

214 Hier zeigt sich nicht nur weltliches, sondern auch antibuddhistisches Denken des orthodoxen Vātsyāyana.

215 Der Kommentar erklärt darśanīya mit „ohne Dunkelheit".

216 Artemisia indica.

217 Spondias mangifera, eine Mangoart.

218 Amorphophalus campanulatus.

219 Mucuna prurita.

220 Clerodendrum phlomoides.

221 Neben den Mahlzeiten kommen hier auch Opferzeremonien in Betracht.

222 Im Text ist ācāma statt āmacā zu lesen.

223 Es kann auch Reisschleim gemeint sein.

224 Oder: mit Wagen. Doch wäre auch eine Zerlegung von cintāvāhana in cintā und āvāhana möglich; dann wäre der Sinn: das Verhalten bei Einladungen.

225 Der Sinn kann auch sein, daß die alten Kleider vor dem Verschenken gewaschen und neu eingefärbt werden.

226 Die Teilung des Vermögens soll nach Möglichkeit gütlich verlaufen.

227 Es könnten auch Prozessionen gemeint sein.

228 Nach dem Kommentar: sie soll ihre Gliedmaßen nicht verhüllen.
229 Die Rede ist hier ausschließlich vom Harem eines Königs.
230 Nämlich der Zugehörigkeit zum Harem.
231 Genauer: zur Problematik des Verhältnisses mit mehreren Frauen überhaupt (bis einschl. Sūtra 71).
232 samāhṛtya könnte aber auch bedeuten: entzückt hat, oder auch: ausgezogen hat.
233 Er soll keine Intrigen aufkommen lassen.
234 Offenbar sind damit die Sūtras I, 5, 1 und III, 1, 1 gemeint.
235 Wer von der Liebe verzehrt wird, schläft nicht, verliert an Gewicht und wird trübsinnig. Bevor er Schaden nimmt, gebe er der Neigung für die fremde Gattin nach.
236 Nichts kann den Verliebten noch interessieren, sofern es nicht die geliebte Frau betrifft.
237 Bei der Annäherung gemäß dieser Skala der Leidenschaften.
238 Diese Ergänzung folgt dem Kommentar.
239 Gemeint ist, daß die Frau keine Gelegenheit hat, mit dem Geliebten zusammen zu sein.
240 Der Mann gibt sich nicht genügend Mühe, seine Absichten zu tarnen, so daß die Frau üble Nachrede befürchten muß.
241 Vgl. II, 1, 1.
242 Nach dem Kommentar sind dies die Gründe lt. Sūtra 18–21 und 42.
243 Sūtras 22, 37, 38.
244 Sūtras 24, 31, 32, 41.
245 Sūtras 28, 33–35, 40.
246 Sūtras 23, 26, 27.
247 Sūtras 29, 30, 36, 39.
248 Kommentar: der Schwiegersohn.
249 Nach dem Kommentar eine soziale Gruppe, deren Frauen meist Hetären sind.
250 Nach dem Kommentar pflegen sich deren Frauen auf den Märkten herumzutreiben.
251 Der Kommentar deutet dies so, daß der Mann sich diese Gegenstände aneignen solle. Es sind aber eher an die Frau gerichtete Geschenke gemeint.
252 Die Bedeutungen von bhāva „Wesen“ und „Neigung“ sind nicht scharf zu trennen.
253 Vgl. zu dieser Thematik I, 5, 35–37. Wegen seines – hier unangebrachten – peiorativen Inhalts vermeiden wir den Ausdruck „Kupplerin“.
254 Name des Titelhelden eines Dramas von Bhāsa.
255 Eine andere Bedeutung ist: ein unbedachtsam entschlüpftes Wort.

256 Dieses Sūtra soll das vorangegangene illustrieren; die drei Welten sind Himmel, Luftraum und Erde.
257 Es ist sahāntaḥpurikābhiḥ statt saṭ° zu lesen.
258 Name einer alten Stadt im heutigen Gujerat.
259 Nach Auskunft des Kommentars wollte der König mit der Gattin des Großkaufmanns Vasumitra schlafen.
260 Das heutige Benares.
261 Das alte Reich der Vatsagulmas im Dekhan umfaßte Teile des späteren Berar.
262 Name eines bedeutenden Reiches im Dekhan, im wesentlichen das spätere Berar.
263 Alte Bezeichnung der Halbinsel Kathiawar im Westen Indiens.
264 Nach dem Kommentar sind dies: Liebe, Zorn, Gier, Dünkel, Übermut und Freude.
265 Der Kommentar deutet kāryāṇi als „Geheimnisse".
266 Name eines alten Reiches im südöstlichen Gujerat.
267 Gemeint sind die allen Frauen des Harems gemeinsamen Söhne des Königs.
268 Etwa das heutige Bangladesh.
269 Etwa das heutige West-Bengalen.
270 Name eines alten Großreiches im östlichen Indien zwischen Mahānadī und Godāvarī.
271 Aus Treue oder Furcht könnte ein Haremswächter beispielsweise seinen Freund oder früheren Herrn einlassen.
272 Der Sinn ist: raffiniertes.
273 Vielleicht ist aber eher die Stiefmutter der Amme gemeint.
274 Nach dem Kommentar zu einem anderen Verehrer.
275 Der Kommentar führt Kopf- und Magenschmerzen als Beispiele an.
276 Unserem Wunsch „Gesundheit!" entsprechend.
277 Das heißt, sie befleißige sich einer bescheidenen Lebensführung.
278 Nämlich (scheinbar) zu einem anderen Liebhaber.
279 Da diese im Gegensatz zu ihr vom Liebhaber gesehen werden können.
280 Da sie ein günstiges Omen verwirklicht haben.
281 Vgl. I, 1, 11.
282 Das sind unter Umständen Gelegenheiten, um Geld zu unterschlagen.
283 Sie erklärt, für die Anlage von Gärten, Stiftung von Tempeln usw. Geld zu benötigen.
284 Dadurch können Diebe ins Haus dringen.
285 Das Sūtra bleibt unklar. Daß die Hetäre wie ein Kind schmollen soll, ist nur eine versuchsweise Deutung.

286 Der Kommentator erklärt dies damit, daß keine Worte gewechselt werden. Es kann also nur stumme Gestik hinter dem Rücken der Liebhaberin gemeint sein.
287 Zum Schein, um die Wiederinbesitznahme durch den Liebhaber zu verhindern.
288 Keine sprachliche Nonchalance, sondern genaue Übertragung der Sanskritfassung!
289 Das heißt, daß er sich auch für andere Frauen interessiert.
290 Wortspiel mit rāga, das sowohl „Farbe“ als auch „Leidenschaft“ bedeuten kann.
291 Der Ausdruck rührt an dieser Stelle von dem Bestreben nach Kongruenz her und ist also nicht ganz wörtlich zu nehmen.
292 Bei diesem Sūtra sind Text und Kommentar verderbt. Konjiziert man darpa statt artha, so könnte der Sinn sein: Der wiedergewonnene Liebhaber würde schon durch seine bloße Existenz den Stolz des gegenwärtigen Liebhabers brechen.
293 Der Kommentar will unter Stelle den dem Liebhaber jeweils überlassenen Körperteil verstanden wissen.
294 Der Abstand zwischen der Epoche des Vātsyāyana und der vedischen Ära, in der Vieh das allgemeine Äquivalent darstellte, wird hier besonders deutlich.
295 Entweder betrifft dies die Qualität der Ware oder die Einmaligkeit des Angebots.
296 Eine Gabe direkt von einer Liebhaberin ziemt sich nicht für einen Brahmanen.
297 Die folgenden Gruppen stehen jeweils eine Stufe tiefer.
298 Es kann auch die Finanzkraft des Liebhabers gemeint sein.
299 Er wird über den von der Liebhaberin erhaltenen Abschied hinwegkommen. Dürfte man aber das an-privativum vor artha eliminieren, ergäbe sich mit „Er wird sein Vermögen verschleudern!“ ein besserer Sinn.
300 Der Kommentator denkt an Handelsschiffe.
301 Daß sich die Extreme (Heuchelei – Geradheit) oft berühren, war also schon zur Zeit des Vātsyāyana bekannt.
302 Wörtlich: Weggang.
303 Vielleicht ist Haarausfall gemeint.
304 Dieser dialektische Zusammenhang war bereits dem älteren Buddhismus geläufig.
305 Tabernaemontana coronaria, eine aromatische Pflanze.
306 Saussurea lappa.
307 Abies Webbiana.
308 Nach dem Kommentator soll es Öl der Terminalia bellerica (hoher Baum aus der Familie der Combretaceen) sein.
309 Sida cordifolia oder Vernonia cinerea.
310 Ichnocarpus frutescens.

311 Cinnamomum tamala, Lorbeerblatt. Oder Xanthochymus pictorius.
312 Zizyphus jujuba, ein Obstbaum.
313 Vgl. Glossar.
314 Auch aus dem Kommentar geht hervor, daß die Defloration in diesem Fall durch aṅgulikarman, Fingerarbeit, geschieht.
315 Der ihr bei einem anderen Mann zuteil geworden wäre.
316 Datura innoxia, Stechapfelart.
317 Piper negrum, schwarzer Pfeffer.
318 Piper longum.
319 Der Kranz, der auf der Brust eines Toten gelegen hat.
320 Eigentlich ein Pfau, aber der Kommentator widerspricht dem.
321 Möglicherweise ist ein Geierweibchen gemeint.
322 Euphorbia neriifolia, ein Wolfsmilchgewächs. Vielleicht auch Euphorbia antiquorum.
323 Acorus calamus; die Wurzel ist aromatisch.
324 Dalbergia sissoo, ein Baum mit rotem Holz.
325 Acacia catechu.
326 Eine Gruppe von Halbgöttern.
327 Panicum italicum, eine Hirseart.
328 Mesua Roxburghii.
329 Eclipta alba, gemeine Ringelblume.
330 Piper Chaba.
331 Wahrscheinlich Hedysarum gangeticum. Oder Ipomoea paniculata.
332 Wohl Bambusa arundinacea.
333 Mucuna prurita, Juckbohne.
334 Buchanania latifolia, Cuddapah-Mandel.
335 Sanseviera Roxburghiana.
336 Nach dem Kommentar.
337 Trapa bispinosa.
338 Scirpus Kysoor.
339 Bassia latifolia.
340 Über die in diesem Sūtra genannten Hohl- bzw. Gewichtsmaße läßt sich nur wenig Bestimmtes sagen. Wir wissen zwar, daß folgende Relationen galten: 1 Prastha = 32 Pala; 1 Pala = 4 Karṣa; doch fehlen uns weitgehend die Anhaltspunkte zur Umrechnung dieser Maße auf die unsrigen (manche Forscher setzen den Karṣa zu etwa 11 g an).
341 Asparagus racemosus.
342 Pedalium murex oder Asteracantha longifolia.
343 Gmelina arborea, indischer Flachs.
344 Sammelbegriff für die altindische, teilweise bis auf den Veda zurückgehende Heilkunde.

345 Widerspruch zu Sūtra 25.
346 Widerspruch zu Sūtras 26–27.
347 Hilfsmittel dieser Art sind in Ost- und Südostasien gebräuchlich.
348 Lagenaria siceraria.
349 Ähnliche Praktiken werden in Melanesien geübt. Durch das Loch werden Gegenstände (Stifte mit kleinen Kugeln an den Enden u.a.) gesteckt, um das Wollusterleben der Frau zu steigern. Vgl. Sūtra 24.
350 Das Wasser soll die Blutung stillen helfen.
351 Der Baum Wrightia antidysenterica.
352 Semecarpus anacardium.
353 Wohl Physalis flexuosa aus der Gattung der Solanaceen. Oder Withania somnifera.
354 Symplocos racemosa.
355 Terminalia bellerica.
356 Alocasia macrorrhiza.
357 Heliotropium indicum.
358 Punica granatum.
359 Cucumis utilissimus.
360 Euphorbia neriifolia oder Euphorbia antiquorum.
361 Boerhavia procumbens.
362 Gloriosa superba oder Jussieua repens.
363 Ruta graveolens.
364 Vernonia anthelminthica.
365 Cathartocarpus fistula.
366 Eugenia jambolana.
367 Mentha longifolia, Minze.
368 Nauclea Cadamba.
369 Spondias mangifera.
370 Asteracantha longifolia.
371 Anthocephalus indicus bzw. Nauclea Cadamba.
372 Terminalia tomentosa.
373 Andropogon schoenanthus. Es können aber auch Schwefel oder Majoran gemeint sein.
374 Im alten Indien und Iran kultisch stark genutzte Pflanze und ihr Saft. Trotz unzähliger Bemühungen ist noch keine botanische Identifizierung beweiskräftig geglückt. Man kommt vielfach wieder auf eine Sarcostemma-Art zurück.
375 Calotropis gigantea.
376 Lawsonia inermis, Hennastrauch, vielfach zur Gewinnung eines Haarfärbemittels verwendet.
377 Nach dem Kommentar eine schwarze Blume, über die aber sonst nichts bekannt ist.
378 Clitoria ternatea, Schmetterlingserbse.

379 Nach dem Kommentar in Kaśmīr beheimatet, doch nicht zu identifizieren.

380 Der Nadelbaum Pinus deodora.

381 Euphorbia antiquorum.

382 Geistesverwirrung tritt in der Tat bei Vergiftungen mit Daturin, Hyoscyamin, Atropin und verwandten Alkaloiden auf.

383 Eine Cardiospermum-Art.

384 Terminalia Chebula.

385 Das ist natürlich nicht wörtlich zu nehmen; untersagt wird der Mißbrauch, der mit diesen Mitteln getrieben werden könnte.

386 Der Sinn ist: die Theorie kann und soll überall studiert werden; die praktische Anwendung soll aber nur in Fällen dringenden Bedarfs (der Leidenschaftssteigerung) geschehen.

Glossar

Das Glossar erläutert die im Text der Kāmasūtra-Übersetzung vorkommenden Sanskrit-Termini und Eigennamen. Es ist in der Reihenfolge des lateinischen Alphabets ohne Berücksichtigung der diakritischen Zeichen geordnet.

Ābhīra: Name eines Gebietes im südlichen Gujerat nahe der Mündung der Narbada

Agnimantha: eine Pflanzenart, Clerodendrum phlomoides

Ahalyā: Name einer mythischen Geliebten des Gottes Indra

Ahicchattrā: Name einer alten Stadt in Rohilkhand, das heutige Ramnagar, westlich von Bareilly in Nordindien

Āmrātaka: eine Mangoart, Spondias mangifera

Andhra: das von den Telugu bewohnte Land zwischen den Flüssen Godāvarī und Kṛṣṇā im südöstlichen Indien; auch Volksname

Aṅga: Name eines alten Reiches, etwa das heutige West-Bengalen

Añjanikā: nach dem Kommentar eine schwarze Blume, über die aber sonst nichts bekannt ist

Arka: eine Baumart, Calotropis gigantea

Artha: zusammenfassende Bezeichnung für materiellen Besitz und irdischen Wohlstand

Aśvagandha: eine Pflanzenart, entweder die Solanacee Physalis flexuosa oder Withania somnifera

Atharvaveda: Name der vierten und letzten Sammlung des ältesten literarischen Corpus Indiens (vgl. „Älteste indische Dichtung und Prosa", RUB Bd. 729, Leipzig 1978, ^{2}1981, und „Geschichte der Literatur im alten Indien", RUB Bd. 1021, Leipzig 1983)

Auddālaki: Nachkomme des Uddālaka (s. d.)

Avalgujā: eine Pflanzenart, Vernonia anthelminthica

Avantī: Name eines alten Reiches nordöstlich des heutigen Bombay mit der Hauptstadt Ujjayinī

Avimāraka: Name des Titelhelden eines Dramas von Bhāsa

Āyurveda: Sammelbegriff für die altindische, teilweise bis auf den Veda zurückgehende Heilkunde

Bābhravya: Name eines Lehrers, der als Autorität auf dem Gebiet der Liebeskunst galt, verfaßte ein Vorläuferwerk des Kāmasūtra

Badara: eine Obstbaumart, Zizyphus jujuba

Bāhlīka: ein im äußersten Nordwesten siedelndes Volk, dessen Wohnsitze sich vom Norden des heutigen Pakistan bis nach Afghanistan erstreckten

Bahupādikā: eine Pflanzenart, Mentha longifolia, Minze
Bali: in der hinduistischen Mythologie Name eines Dämons, der sich an die Stelle des Gottes Indra setzen wollte, durch den Gott Viṣṇu aber in die Unterwelt verbannt wurde
Bhallātaka: eine Pflanzenart, Semecarpus anacardium
Bhoja: Name eines alten Reiches in Zentralindien
Bhṛṅgarāja: gemeine Ringelblume, Eclipta alba
Brahma: ursprünglich Konzeption einer allumfassenden Weltseele, in der Abfassungszeit des Kāmasūtra Name eines Hochgottes
Bṛhaspati: Name eines bereits in vedischer Zeit verehrten Gottes, galt im Indien der klassischen Zeit als Begründer des (meist vulgarisierten) Materialismus
Bṛhatī: eine Baumart, Terminalia bellerica

Cārāyaṇa: Name eines Lehrers, der als Autorität für allgemeine Probleme der zwischengeschlechtlichen Beziehungen galt
Citralekhā: Name einer Tänzerin
Citrasenā: Name einer Hetäre
Cokṣa: Name einer sozialen Gruppe, deren Frauen häufig Hetären waren
Cola: Name eines Draviḍa-Reiches im südöstlichen Indien

Damanaka: eine Baumart, Artemisia indica
Dāṇḍakya: Name eines Königs des Bhoja-Reiches in Zentralindien
Dattaka: Name eines Lehrers, der als Autorität für Probleme der Prostitution und des Lebens der Hetären galt
Devadāru: eine Nadelbaumart, Pinus deodora
Dharma: Gesamtheit sowohl der religiösen und moralischen Satzungen als auch der tugendhaften Werke und des moralischen Wandels
Dhattūra: eine Stechapfelart, Datura innoxia
Draupadī: Tochter des Pañcāla-Königs Drupada, eine wichtige Figur des Epos Mahābhārata, war mit fünf Königssöhnen in polyandrischer Ehe verbunden
Draviḍa: Bezeichnung für das südliche, z. T. auch das zentrale Indien und seine Bewohner

Gandharva: eine Gruppe von Halbgöttern, vorwiegend in der vedischen Mythologie
Gandharva-Hochzeit: Art der Eheschließung, die auf dem Einverständnis beider Partner beruht und vor allem sexuelle Ziele verfolgt
Gauḍa: das heutige West-Bengalen und seine Bewohner
Ghoṭakamukha: Name eines Lehrers, zeigte Mittel und Wege zur

Herstellung der ehelichen Verbindung mit einem begehrten Mädchen auf

Girikarṇikā: eine Pflanzenart, Clitoria ternatea, Schmetterlingserbse

Gonardīya: Name eines Lehrers, der sich über die Aufgaben und Pflichten einer Ehegattin äußerte

Goṇikāputra: Name eines Lehrers der Liebeskunst, der sich über die Beziehungen zu den Gattinnen anderer Männer äußerte

Grāmanārī: ein mythischer Ortsname, etwa „Weiberdorf"

Hallīsa: Tanz der im Kreis sich bewegenden Frauen

Harītaka: eine Baumart, Terminalia Chebula

Indra: Name des wichtigsten Gottes im frühvedischen Indien

Jambū: eine Pflanzenart, Eugenia jambolana

Kadamba: eine Baumart, Anthocephalus indicus bzw. Nauclea Cadamba

Kaliṅga: Name eines alten Großreiches im östlichen Indien zwischen Godāvarī und Mahānadī

Kāma: Gesamtheit der sinnlichen Freuden; im engeren Sinne der Liebesgenuß

Karṣa: ein Gewichtsmaß, vermutlich etwa 11 g. Es galten die Relationen: 1 Pala = 4 Karṣa; 1 Prastha = 32 Pala

Kaseruka: eine Pflanzenart, Scirpus Kysoor

Kāśi: Name des heutigen Benares

Khadira: eine Akazienart, Acacia catechu

Kīcaka: Name eines Heerführers, der im Epos Mahābhārata erwähnt wird

Kokilākṣa: eine Pflanzenart, Asteracantha longifolia

Kosala: ältestes indisches Großreich, lag nordöstlich vom mittleren Ganges

Koṭṭa: Name einer alten Stadt im heutigen Gujerat

Kṣīrika: eine Pflanze, wohl die Bambusart Bambusa arundinacea

Kucumāra: Name eines Lehrers, der als Autorität für Geheimmittel in der Liebe (Aphrodisiaka u. dgl.) galt

Kuntala: Name eines alten Reiches im südwestlichen Indien, das sich vom nördlichen Maisur bis fast in die Gegend des heutigen Bombay erstreckte

Kuraṇṭaka: eine Pflanzenart, Barleria prionitis, gelber Amarant

Kuṣṭha: eine Pflanzenart, Saussurea lappa

Kuṭaja: eine Baumart, Wrightia antidysenterica

Lāṅgalikā: eine Pflanzenart, entweder Gloriosa superba oder Jussieua repens

Lāṭa: Name eines alten Reiches, etwa im Südteil des heutigen Gujerat (westliches Indien) gelegen

Madayantikā: der Hennastrauch, Lawsonia inermis, vielfach zur Gewinnung eines Färbemittels für Haare und Fingernägel verwendet
Madhūlikā: eine Pflanzenart, Bassia latifolia
Madhurasā: eine Pflanzenart, s. Moraṭā
Madhyadeśa: das „Mittelland", nämlich das zentrale Nordindien, etwa der heutige Unionsstaat Uttar Pradesh
Mahādeva: Beiname des Hochgottes Śiva
Mahārāṣṭra: Provinz im westlichen Indien, die auch heute noch diesen Namen trägt
Maireya: ein stark gewürzter Branntwein
Mālava: Name eines Gebietes im Flußbereich des Chenab im West-Panjab (heute Pakistan)
Malayavatī: Name einer Großkönigin im Kuntala-Reich (s. d.)
Manu: Name eines mythischen Sohnes des Gottes Brahman, galt als Stammvater der Menschheit
Marica: schwarzer Pfeffer, Piper negrum
Moraṭā: die Blattpflanze Sanseviera Roxburghiana; vgl. Madhurasā

Nāga: eine Baumart, Mesua Roxburghii
Nagara: „Stadt", steht im Kāmasūtra mitunter für Pāṭaliputra (s. d.)
Nāgaraka: Typ des gebildeten, jungen Städters
Nandin: Name eines Anhängers des Gottes Śiva, soll ein Vorläuferwerk des Kāmasūtra verfaßt haben
Nandyāvarta: eine nicht sicher zu identifizierende Pflanzenart
Naradeva: Name eines Königs
Nīpa: eine Baumart, Nauclea Cadamba

Pākṣikī: bestimmter Typ einer Frau von erotisch ungebundenem Lebenswandel
Pala: ein Gewichtsmaß, s. Karṣa
Pañcāla: Name eines großen vedischen Volkes, siedelte im zentralen Nordindien südöstlich vom heutigen Delhi
Pātālika: eine Pflanzenart, Cocculus hirsutus
Pāṭaliputra: Name der Hauptstadt des Magadha-Reiches, eines der ältesten indischen Großreiche, im jetzigen Unionsstaat Bihar; heute Patna
Pippalī: eine Pfefferart, Piper longum
Pīṭhamarda: im Kāmasūtra Typ des verarmten, aber gebildeten und kunstbeflissenen Mannes; im altindischen Drama der Begleiter des Helden

Prajāpati: Name der bedeutendsten abstrakten Gottheit in mittelvedischer Zeit (etwa 9. bis 6. Jh. v. u. Z.), galt auch später noch lange Zeit als Schöpfergott par excellence
Prastha: ein Gewichtsmaß, s. Karṣa
Priyāla: die Cuddapah-Mandel, Buchanania latifolia
Priyaṅgu: eine Hirseart, Panicum italicum
Punarnava: eine Pflanzenart, Boerhavia procumbens

Rāvaṇa: Name eines Dämonenfürsten; sein Raub der Sītā (s. d.) ist ein zentrales Thema des Epos Rāmāyaṇa
Ṛgveda: im engeren Sinne (Ṛksaṁhitā) Sammlung von 1028 Hymnen, die hauptsächlich an Götter wie Indra (s. d.) und Agni gerichtet sind; ältestes indisches Literaturwerk, etwa um 1000 v. u. Z. redaktionell abgeschlossen

Śabara: eine Pflanzenart, Symplocos racemosa
Sahadevī: eine Pflanzenart, Sida cordifolia oder Vernonia cinerea
Sāketa: Name einer alten Stadt im nordostindischen Kosala (s. d.)
Śakuntalā: Name einer himmlischen Nymphe in der altindischen Mythologie, Titelheldin eines berühmten Dramas von Kālidāsa
Śāla: der Sal-Baum, Shorea robusta
Sarasvatī: Göttin der Eloquenz und Schirmherrin der Künste und Wissenschaften
Sārivā: eine Pflanzenart, Ichnocarpus frutescens
Sarjaka: eine Baumart, Terminalia tomentosa
Śātakarṇi Śātavāhana: Name eines Königs des Kuntala-Reiches (s. d.)
Śatāvarī: eine Pflanzenart, Asparagus racemosus
Śiṁśapa: eine Baumart mit rotem Hoz, Dalbergia sissoo
Sītā: Name einer Königsgattin, deren Entführung durch den Dämonenfürsten Rāvaṇa ein zentrales Thema des Epos Rāmāyaṇa ist
Ślakṣṇaparṇī: nach dem Kommentar in Kaśmīr beheimatete, doch nicht zu identifizierende Pflanze
Snuhī: s. Vajrasnuhī
Soma: im alten Indien und Iran kultisch stark genutzte Pflanze und ihr Saft. Trotz unzähliger Bemühungen ist noch keine botanische Identifizierung beweiskräftig geglückt. Man kommt vielfach wieder auf eine Ephedra-Art zurück
Somalatā: eine Pflanzenart, Ruta graveolens
Śravaṇa: eine Pflanzenart, Cardiospermum
Śrīparṇī: indischer Flachs, Gmelina arborea
Śṛṅgāṭaka: eine Pflanzenart, Trapa bispinosa
Strīrājya: wörtlich: Amazonenreich; Name eines mythischen Königreiches im Norden

Sugandha: eine Grasart, Andropogon schoenanthus. Doch können im vorliegenden Zusammenhang auch Schwefel oder Majoran gemeint sein

Sūraṇa: eine Pflanzenart, Amorphophalus campanulatus

Sūrasena: Name eines alten Reiches im Gebiet von Mathurā (Nordindien)

Surāṣṭra: alte Bezeichnung der Halbinsel Kathiawar im westlichen Indien

Suvarṇanābha: Name eines Lehrers, der als Autorität für das Wissen von den beim Geschlechtsverkehr einzunehmenden Positionen galt

Śvadaṁṣṭrā: eine Pflanzenart, Pedalium murex oder Asteracantha longifolia

Svayambhū: Beiname des Hochgottes Brahma (s. d.)

Svayaṁguptā: eine Pflanzenart, Mucuna prurita, Juckbohne

Śvetaketu: Sohn des Uddālaka (s. d.), berühmter Lehrer und Philosoph der Upaniṣaden-Zeit, lebte um 600 v. u. Z., soll ein Vorläuferwerk des Kāmasūtra verfaßt haben

Tagara: eine aromatische Pflanze, Tabernaemontana coronaria

Tālīsa: eine Tannenart, Abies Webbiana

Tamāla: die wohlriechenden Lorbeerblätter von Cinnamomum tamala

Uddālaka: berühmter materialistischer Philosoph und Lehrer eines großen Schülerkreises; mit ihm tritt die Philosophie in Indien in ihr eigentliches geschichtliches Stadium ein

Uśīraka: eine Grasart, wahrscheinlich Andropogon muricatus

Vacā: eine Pflanze mit aromatischer Wurzel, Acorus calamus

Vajrakandaka: eine Wolfsmilchart, Euphorbia antiquorum

Vajrasnuhī: eine Wolfsmilchart, Euphorbia neriifolia oder E. antiquorum

Vajravallī: eine Pflanzenart, Heliotropium indicum

Vālukā: eine Pflanzenart, Cucumis utilissimus

Vanavāsa: Name eines alten Reiches östlich der Konkan-Küste bis zur Tuṅgabhadrā, umfaßte also große Teile der Waldgebirge in den West-Ghats

Vaṅga: Name eines alten Reiches in Bengalen, etwa das heutige Bangladesh

Varṇa: Bezeichnung der vier sozialen Hauptgruppen im alten Indien. Dazu gehörten die Brahmanen (Priester), Kṣatriyas (Krieger, Träger der politischen Macht), Vaiśyas (arische Bauern, Handwerker, Kaufleute), Śūdras (meist aus der vorarischen Bevölkerung durch kollektive Unterjochung hervorgegangene Heloten). Die Varṇas entstammen der vedischen Ära, hatten also die Autorität der Tradition für sich. In der Entstehungszeit des Kāmasūtra waren sie jedoch schon weitgehend verblaßt

Vatsagulma: Name eines alten Reiches im Dekhan, das Teile des späteren Berar umfaßte

Vidarbha: Name eines bedeutenden Reiches im Dekhan, im wesentlichen das spätere Berar

Vidārī: eine Pflanzenart, Hedysarum gangeticum oder Ipomoea paniculata

Vidūṣaka: im Kāmasūtra wie auch im altindischen Drama Typ des wenig gebildeten, aber gutmütigen Spaßvogels

Viṭa: im Kāmasūtra Typ des guten, wenngleich nicht vermögenden Ehemannes, der aber auch in der Gesellschaft geschätzt wird; im altindischen Drama ein gebildeter, doch abhängiger Höfling

Vyādhighātaka: eine Pflanzenart, Cathartocarpus fistula

Zur Aussprache der Sanskritwörter

Vokale mit übergesetztem Querbalken (ā, ī, ū) sind lang. Auch e und o sind immer lang. Die übrigen Vokale sind kurz. ai und au sind als Diphthonge zu sprechen. Auch der Laut ṛ ist ein Vokal und damit silbenbildend. Er ist annähernd wie r mit leichtem i-Nachschlag zu sprechen.

Bei den aspirierten Konsonanten (z. B. kh, gh, th, dh, bh) ist die Aspiration deutlich mitzusprechen: dharma als d-harma wie dh in „Landhaus"; phala ist also p-hala, nicht etwa fala.

ṅ spricht man wie ng, c wie tsch, j wie stimmhaftes dsch (wie G in „Gentleman"), ñ als n-Laut entsprechend dem folgenden Konsonanten. Die Zerebrallaute ṭ, ḍ und ṇ werden mit zurückgebogener Zungenspitze gesprochen.

y ist wie deutsches j und v ist wie deutsches w zu sprechen.

ś ist ein schwaches, ṣ das uns geläufige sch. h ist stets hörbarer Hauchlaut.

ṁ kann in den meisten Fällen wie m gesprochen werden.

ḥ entspricht etwa dem ch in „Dach", ist aber schwächer zu artikulieren.

Für die Betonung gelten folgende Hauptregeln: Ist die vorletzte Silbe nach Natur oder Position lang, so wird sie betont: Kā́ma, Kamasū́tra. Ist die drittletzte Silbe lang und sind die folgenden Silben kurz, so erhält sie den Akzent: Bā́bhravya, Vātsyā́yana. Der Akzent rückt auf die viertletzte Silbe, wenn die dritt- und vorletzte kurz sind: Ghóṭamukha. Das epische und klassische Sanskrit folgt somit hinsichtlich der Betonung ähnlichen Gesetzen wie das Latein.

Weiterführende Literatur

I. Kāmasūtra

1. Ausgaben

Eine philologisch-kritische Ausgabe des Kāmasūtra gibt es gegenwärtig noch nicht. Die beste vorhandene Ausgabe ist die von D. Śāstrī in den Chowkhamba Sanskrit Series (Bombay 1964); sie enthält neben dem Kommentar Jayamaṅgalā auch einen Hindi-Kommentar. Auf ihr beruht die vorliegende Übersetzung. Weitere Ausgaben sind die von Durga Prasād (Bombay 1891) und die von Sahityācārya Tarkaratna Nayaratna und Śrī Damodar Lal Goswami als Nr. 29 der Kashi Sanskrit Series (Benares 1912) publizierten Editionen.

2. Übersetzungen

Eine Pionierleistung war die englische Übersetzung von R. W. Burton und F. F. Arbuthnot (London 1883, Neudruck New York 1962). Nicht weniger bedeutend war die deutsche Übersetzung von Richard Schmidt (Leipzig 1897, 7. Aufl. Berlin 1922; Nachdruck der 5. Aufl. Stuttgart 1956). Das Werk enthält ferner die Übersetzung der Jayamaṅgalā des Yaśodhara, die trotz mancher Ungenauigkeiten ebenfalls als bahnbrechend zu bezeichnen ist. Die Prüderie seines Zeitalters zwang Schmidt, die in seiner Zeit als anstößig geltenden Passagen ins Lateinische zu übersetzen.
Keine Übersetzung aus dem Originaltext, sondern aus der Übertragung von Burton und Arbuthnot ist die deutsche Version von E. Kolb und J. Weltmann (Hanau 1964). Wegen des Geleitwortes von H. H. Ewers und M. Hirschfeld ist die deutsche Übersetzung von F. Leiter und H. H. Thal (Wien 1929) auch heute noch von Interesse.
Von neueren Übersetzungen basiert die von M. R. Anand und L. Dane (Delhi 1982) auf dem Text von Burton und Arbuthnot; sie ist aber durch die Beigabe von 36 Farbtafeln und zahlreichen Illustrationen beachtenswert. Ebenfalls mit Tafeln und Zeichnungen reichhaltig ausgestattet ist die englische Übersetzung von S. C. Upadhyaya (7. Aufl. Bombay 1981). Nur noch wissenschaftsgeschichtliche Bedeutung haben die französischen Übersetzungen von I. Liseux (Benares 1883) und E. Lamairesse (Paris 1891, Neudruck 1920).

Besondere Beachtung verdienen hier die Arbeiten von H. C. Chakladhar: Social Life in Ancient India, Studies in Vātsyāyanas Kāmasūtra (Calcutta 1921, Neudruck Delhi 1976), und: Vātsyāyana, the author of the Kāmasūtra: Date and Place of Origin (Journal of the Department of Letters, vol. IV, S. 85–122, Calcutta 1921). Im Journal of the Anthropological Society of Bombay 1892 erschien die Studie von P. Peterson: Vātsyāyana on the Duties of a Hindu Wife. In einem anregenden Aufsatz (Zeitschrift der Deutschen Morgenländischen Gesellschaft, Band 116, 1966, Wiesbaden 1967) äußert sich F. Wilhelm über: Die Beziehungen zwischen Kāmasūtra und Arthaśāstra.

II. Spätere altindische erotische Werke

Es versteht sich, daß hierzu nur einige kurze Hinweise, besonders zu Übersetzungen, gegeben werden können. Der Anaṅgaraṅga von Kalyāṇamalla wurde von F. Leiter und H. H. Thal ins Deutsche übersetzt (Leipzig 1929). Auf der englischen Übersetzung von R. W. Burton und F. F. Arbuthnot beruht die deutsche Version von E. Kolb und J. Weltmann (Hanau 1964).
Eine freie englische Übersetzung von Kokkokas Ratirahasya ist die von S. C. Upadhyaya (Bombay 1965, Neudruck 1981), die unter dem Titel „Kokashastra, the Hindu secrets of love" erschien. Eine deutsche Übersetzung stammt von S. Lienhard (Stuttgart 1960). Während diese Arbeit auf dem Sanskritoriginal beruht, bezieht sich die Übersetzung von W. Kabus (Stuttgart 1968) auf die englische Version von A. Comfort.
Das Kuṭṭanīmaṭa des Dāmodaragupta und die Samayamātṛkā des Kṣemendra wurden von J. J. Meyer ins Deutsche übertragen (Leipzig 1913 bzw. 1903). Auszüge aus dem Kalāvilāsa des Kṣemendra veröffentlichte R. Schmidt in der Festschrift zum 70. Geburtstag von Ernst Mehliss (Eisleben 1914). H. G. Tattabhusan gab den Originaltext und eine englische Übersetzung des Kāmaratna Tantra heraus (Shillong 1928), während C. Vogel in den Studia Orientalia XXX, 3 (Helsinki 1965) das Kāmaśāstra des Surūpa herausgab und übersetzte.

III. Studien zur altindischen Liebeskunst

Die hierzu zählende Literatur ist recht umfangreich und nicht immer von wissenschaftlicher Seriosität. Wir beschränken uns daher auch hier auf einige repräsentative Werke.
Umfassend ist die Encyclopedia of Indian Erotics von Ram Kumar Rai (Varanasi 1983). Bahnbrechend waren und immer noch äußerst

informativ sind die „Beiträge zur indischen Erotik“ von Richard Schmidt (Leipzig 1902, 3. Aufl. 1922) sowie das Werk „Liebe und Ehe im alten und modernen Indien“ (Berlin 1904) desselben Autors. Besonders auf die Epen stützt sich die umfangreiche Arbeit, die Johann Jakob Meyer unter dem Titel „Sexual Life in Ancient India“ herausgegeben hat (London 1930).
Auch die folgenden Werke verdienen Berücksichtigung. C. Cakravarti behandelte das „Sex Life in Ancient India“ (Calcutta 1963), Sushil Kumar De die „Ancient Indian Erotics and Erotic Literature“ (Calcutta 1959, Neudruck 1969). Der letztgenannte Autor verfaßte ferner das „Treatment of Love in Sanskrit Literature“ (Calcutta 1929). Enzyklopädischen Charakter bei prägnanter Darstellung hat die Arbeit von P. Thomas „Kāma Kalpa, the Hindu ritual of love. A survey of the customs, rituals and beliefs concerning marriage, morals, women, the art and science of love and sex symbolism in religion in India from remote antiquity to the present day“ (Bombay 1963). Die Zeit *vor* Vātsyāyana untersucht I. Fišer in seinem Aufsatz „Indian Erotics of the oldest Period“ (Acta Universitatis Carolinae Philologicae Monographiae 14, Praha 1966). Für die altindische erotische Kunst sei stellvertretend für viele andere das Werk von Ph. Rawson, „Erotic Art of India“ (London 1978), genannt.

Inhalt

Universal Bibliothek

PHILOSOPHIE · GESCHICHTE
KULTURGESCHICHTE

Griechische Atomisten

Texte und Kommentare zum materialistischen Denken der Antike

Herausgegeben von F. Jürß, R. Müller, E. G. Schmidt
Aus dem Griechischen
Band 409 · Leinen mit Schutzumschlag 5,– M

Diese Quellensammlung enthält Schriften und Fragmente von Leukippos, Demokrit, Epikur und den Epikureern. Jenes Denk- und Lehrgebäude, das auf dem engen Zusammenhang von Naturlehre, Erkenntnistheorie, Ethik und Kulturtheorie beruht, vermag angesichts der Ursprünglichkeit der Fragestellungen und Rationalität der Lösungen zur Beschäftigung mit philosophischen Fragen unserer Zeit anzuregen und zur Vertiefung einer wissenschaftlichen Weltanschauung beizutragen.